国家出版基金项目
NATIONAL PUBLICATION FOUNDATION

「十三五」国家重点图书出版规划项目

中医古籍名家点评丛书

总主编 ◎ 吴少祯

明·吴 崑 ◎ 著

黄龙祥 ◎ 点评

黄幼民 ◎ 点校

针方六集

中国健康传媒集团
中国医药科技出版社

图书在版编目（CIP）数据

针方六集／（明）吴崑著；黄龙祥点评. —北京：中国医药科技出版社，2021. 1
（中医古籍名家点评丛书）
ISBN 978 - 7 - 5214 - 2224 - 5

Ⅰ.①针…　Ⅱ.①吴…　②黄…　Ⅲ.①针灸疗法 - 中国 - 明代　Ⅳ.①R245

中国版本图书馆 CIP 数据核字（2020）第 258835 号

美术编辑　陈君杞
版式设计　南博文化

出版　**中国健康传媒集团** | 中国医药科技出版社
地址　北京市海淀区文慧园北路甲 22 号
邮编　100082
电话　发行：010 - 62227427　邮购：010 - 62236938
网址　www. cmstp. com
规格　710 × 1000mm $^1/_{16}$
印张　20 $^1/_4$
字数　249 千字
版次　2021 年 1 月第 1 版
印次　2021 年 1 月第 1 次印刷
印刷　三河市腾飞印务有限公司
经销　全国各地新华书店
书号　ISBN 978 - 7 - 5214 - 2224 - 5
定价　**59. 00 元**

获取新书信息、投稿、
为图书纠错，请扫码
联系我们。

◉ | 出版者的话

　　中医药是中国优秀传统文化的重要组成部分之一。中医药古籍中蕴藏着历代名家的思维智慧与实践经验。温故而知新，熟读精研中医古籍是当代中医继承、创新的基石。新中国成立以来，中医界对古籍整理工作十分重视，因此在经典、重点中医古籍的校勘注释，常用、实用中医古籍的遴选、整理等方面，成果斐然。这些工作在帮助读者精选版本、校准文字、读懂原文方面发挥了良好的作用。

　　习总书记指示，要"切实把中医药这一祖先留给我们的宝贵财富继承好、发展好、利用好"，从而对弘扬中医药学、更进一步继承利用好中医药古籍提出了更高的要求。为此我们策划组织了《中医古籍名家点评丛书》，试图在前人整理工作的基础上，通过名家点评的方式，更进一步凸显中医古代要籍的学术精华，为现代中医药的发展提供借鉴。

　　本丛书遴选历代名医名著百余种，分批出版。所收医药书多为传世、实用，且在校勘整理方面已比较成熟的中医古籍。其中包括常用经典著作、历代各科名著，以及古今临证、案头常备的中医读物。本丛书致力于将现有相关的最新研究成果集于一体，使之具备版本精良、校勘细致、内容实用、点评精深的特点。

参与点评的学者，多为对所点评古籍研究有素的专家。他们学验俱丰，或精于临床，或文献功底深厚，均熟谙该古籍所涉学术领域的整体状况，又对其书内容精要揣摩日久，多有心得。本丛书的"点评"，并非单一的内容提要、词语注释、串讲阐发，而是抓住书中的主旨精论、蕴含深义、疑惑谬误之处，予以点拨评议，或考证比勘，溯源寻流。由于点评学者各有专擅，因此点评的形式风格也或有不同。但其共同之点是有益于读者掌握、鉴识所论医籍或名家的学术精华，领会临床运用关键点，解疑破惑，举一反三，启迪后人，不断创新。

我们对中医药古籍点评工作还在不断探索之中，本丛书可能会有诸多不足之处，亟盼中医各科专家及广大读者给予批评指正。

中国医药科技出版社

2017年8月

余序

　　作为毕生研读整理、编纂古今中医临床文献的一员，前不久，我有幸看到张同君编审和全国诸多相关教授专家们合作编撰《中医古籍名家点评丛书》的部分样稿。感到他们在总体设计、精选医籍、订正校注，特别是名家点评等方面卓有建树，并能将这些名著和近现代相关研究成果予以提示说明，使古籍的整理探索深研，呈现了崭新的面貌。我认为这部丛书不但能让读者系统、全面地传承优秀文化，而且有利于加强对丛书所选名著学验主旨的认识。

　　在我国优秀、靓丽的文化中，岐黄医学的软实力十分强劲。特别是名著中的学术经验，是体现"医道"最关键的文字表述。

　　《礼记·中庸》说："道也者，不可须臾离也。"清代徽州名儒程瑶田说："文存则道存，道存则教存。"这部丛书在很大程度上，使医道和医教获得较为集中的"文存"。丛书的多位编集者在精选名著的基础上，着重"点评"，让读者认识到中医药学是我国优秀传统文化中的瑰宝，有利于读者在系统、全面的传承中，予以创新、发展。

　　清代名医程芝田在《医约》中曾说："百艺之中，惟医最难。"特别是在一万多种古籍中选取精品，有一定难度。但清代造诣精深的名医尤在泾在《医学读书记》中告诫读者说："盖未有不师古而有济于今者，亦未有言之无文而能行之远者。"这套丛书的"师古济今"十分昭著。中国医药科技出版社重视此编的刊行，使读者如获宝璐，今将上述感言以为序。

中国中医科学院

余瀛鳌

2017年8月

目录 | Contents

针方六集卷之三　尊经集

---

① 第一：此后原有"每穴各开一寸五分"，据文义删。

---

① 原目录无此篇目，据正文补。

全书点评

　　《针方六集》是明代医家吴崑晚年编撰的一部针灸著作。此书选集类编诸家针灸文献，并辅以发挥考证而成一家之言。全书内容包括了腧穴、刺法、经论、针灸歌赋选集等，类分为六集，故题曰"针方六集"，所谓"针方"系泛指"针灸之学"之义。

一、成书背景

　　吴崑，字山甫，号鹤皋，安徽歙县人，生于明嘉靖三十一年（1552），至万历四十六年（1618）编成《针方六集》一书时已67岁。幼习儒学，稍长业进士，作文章才思横发。以家多藏医书，乃于闲暇时每取医经及金元大家医集阅之。后因举子业不成，于15岁时专攻医道，曾遍游江浙、荆襄、燕赵等地，先后拜访七十二师。其习医注重经典医籍，其论治多不拘成法。因其长于文章、精通小学，故注医经而有《素问注》，考医方而成《医方考》，皆能成一家之言而为医林称道。晚年常以所藏针籍对证实验，记其验而思其所以验，积以岁月，终有顿悟，乃作《针方六集》以阐述之。

　　《针方六集》现仅存明万历四十六年（1618）初刻本1部。此外，日本国内公文馆内阁文库藏有一部江户时期据明刻本的抄本。本书采用明万历刻本为底本点校、点评。

二、价值与影响

卷一《神照集》为明堂孔穴专集，论经穴定位、归经及刺灸法；卷二《开蒙集》基本为窦氏针法集；卷三《尊经集》为《内经》《难经》针论集；卷四《旁通集》为吴氏针论集，论述针、灸、药三者的关系，集中体现了吴氏针灸学术思想；卷五《纷署集》为腧穴主治专集；卷六《兼罗集》为针灸歌赋选集，共选录针灸歌赋13首，并杂灸法3则。

《针方六集》一书最大的价值和学术贡献在于对针灸腧穴的整理，主要体现在以下几方面：

其一，以《针灸甲乙经》《针灸聚英》为标准确立经穴系统，在经穴主治及刺灸法方面独重《窦太师针经》。卷一《神照集》总结的"明堂取穴法"几乎都被现代针灸经穴定位标准用作折量定穴的依据。

其二，据《窦太师针经》《奇效良方》整理《〈针经〉不载诸家奇穴》一篇，收录经外奇穴名39个，共计96穴，除去重出的4穴和一个不定穴则为91穴，是明代经外奇穴研究的重大成果。

其三，校订重刻元代针灸科教授忽吉甫明堂图。吴崑《针方六集》卷前以拼版的形式（每图用5个半版）摹刻了"正人明堂图""伏人明堂图"，这是中国传世文献中直接引用忽氏《明堂图》原图的最早文献，而且也是传世本刻本《明堂图》中错误最少的图，显然经过了吴崑本人的校勘。特别值得注意的是，吴崑在编《针方六集》第一卷《神照集》时，载穴及经穴排列次序也参考了此《明堂图》，也能看出吴氏对此图的重视。

又现藏北京图书馆的《明堂图》的一种传本于正人图题曰"许昌伯仁滑寿著；万历丁丑新安鹤皋吴崑校正；乾隆壬寅吴郡魏玉麟重镌"。附有大幅折叠图的《金兰循经》梓于吴门，故吴郡魏玉麟得以重刊，以及新安吴崑校正，都完全可能，只是谓滑寿撰图者，证据不足。主要理由：该图腧穴连线次序与《十四经发挥》不同（如足阳明、手少阳），特别是足部足少阴肾经穴排列次序与《十四经发挥》不同，而与《针方六集》同。其中正人图、伏人图与吴崑《针方六集》附图极相近，文字错误极少，故此图可能经过吴崑的校勘。

从以上考证可以判定：此图的原作者是元代太医院针灸科教授忽吉甫，绘图年代不晚于《金兰循经》在吴门的刊刻年代——大德癸卯年（1303）。而吴崑对此图的传扬做出了独特的贡献。

其四，集中反映吴崑的针灸学术思想的卷四《旁通集》，独辟蹊径，以方药的理论和方法为参照，阐发《灵枢》《素问》针灸之道，具有较高的学术价值。

《针方六集》另一大文献价值和学术价值体现在对窦太师针灸的系统整理。吴氏不仅在卷二《开蒙集》集中整理窦氏针灸著述，而且卷一和卷五又几乎全文引录了《窦太师针经》，卷六所录《玉龙歌》也是传世《玉龙歌》版本最佳者。由于吴崑备有较全的窦氏针灸书资料，加上平时的悉心研究，故整理水平较高，为前人所不及，成为继元代王国瑞之后传扬窦汉卿针灸之学的最大功臣。

吴崑编撰《针方六集》除了注重元代窦太师针灸外，还十分重视晋代《针灸甲乙经》，在吴崑眼中，视窦太师针灸为"近古"，而视《针灸甲乙经》为"古"，并称之为《针经》。卷一刺灸法文字采自《针灸甲乙经》及《窦太师针经》，卷五集腧穴主治，其腧穴排列完全按《针灸甲乙经》排列，小标题也直接抄自《针灸甲乙经》；集中反映吴氏学术思想的卷三，阐述"《素》《难》《针经》神妙之旨"，而据笔者考察，其所录《内经》之文多引自《针灸甲乙经》；在考定经穴定位历代文献分歧时，也常常以《针灸甲乙经》定夺。由此可见吴崑对《针灸甲乙经》的重视程度之高。

三、学习要点

1. 相关联内容前后参阅

《针方六集》在编撰设计上，常常相关的主题在不同卷展开，例如论针灸腧穴的部位、归经、刺灸法在卷一《神照集》，而关于经穴的主治则在卷五《纷署集》，这二集内容前后有详略和呼应，须对照阅读才能正确、完整理解。又如关于窦太师针灸在卷一、卷二、卷五、卷六皆有详略不同的引述及阐述，须前后对照才能有完整的认识。

2. 熟悉基本引用文献及引用书名简称

《针方六集》基本直接引用文献有《针灸甲乙经》《窦太师针经》《玉龙歌》《针灸聚英》。特别需要注意的有三点：其一，同一主题常常是综合诸家文献，例如经穴的部位和主治即主要采自《针灸甲乙经》《窦太师针经》《针灸聚英》剪辑而成，其中引前两部书标明出处，而引《针灸聚英》则不标出处，这样凡《针灸聚英》所引录的各家文献，在《针方六集》中便以直接引文的形式出现。如果不能准确辨识引文出处以及引文方式，则不能正确校读，也不能正确理解。其二，引用经文常常不是直接抄录原文，而是加以不同程度的改编，这一点在卷三《尊经集》表现得更为突出。阅读时一定要仔细辨识哪些是引用的经文，哪些是吴崑改编的文字，哪些是添加的文字，切不可将所有文字皆视为《内》《难》经文。其三，吴崑引用文献多用简称，例如引用《针灸甲乙经》曰"针经"；引用《窦太师针经》曰"窦氏"；而所引《明堂》系从《针灸聚英》一书转引，后者又是转引自《针灸资生经》所录《太平圣惠方》卷九十九和卷一百。

3. 熟悉编排体例

《针方六集》底本中顶格排大字者为正文。注文有两种形式：其一为小字；另一种为低一格排的大字并冠以"○"符号。今点评本对底本的正文和注文处理如下：底本顶格大字正文排小四号宋体，小字注文排小五号仿宋体；低一格文字为注文者排小四号仿宋体，原文中有"○"标识者仍保留。原书各卷前有目录，现集中于全书文前。

黄龙祥
2020 年 2 月

针方六集序 | ◉

古歙鹤皋山人吴崑撰

　　良医者，兆人司命，任不啻与九鼎争昂，然必针药并诣其极，始为无忝。隆古圣神，既尝百草而示人以药，复作九针而喻人以刺，亦以人命至重，拯救之术，不得不详且悉也。

　　正统中，圣虑宋制铜人日久漫灭，命复范铜为之，建诸医官，式广教诏。又砭石《图经》，序由御制，圣心之保民也弘矣，其所望于医者至矣。语曰"不针不神，不灸不良"，良有以也。近世刀圭之徒，才能不及中庸，分科疗病，更不讲求神良精艺者，万夫一辙。无亦法妙无方，探之犹望洋尔。崑自束发修儒，游心《灵》《素》，诸砭焫针经，皆时讨究。盖未及壮年，负笈万里，虚衷北面，不减七十二师。念在取善发蒙，不谓一映非律，一篑非山故也。时以所授针方，对证施治，种种神验。然穷其所以神者，牴牾背驰，阻于顿悟。益之三十余年，觉以岁积，始破前迷。今樗栎之年，六十有七，视昔考医方时，年则倍矣。志在公善于人，成斯《六集》：首"神照"，次"开蒙"，次"尊经"，次"旁通"，次"纷署"，次"兼罗"。其间一得之愚，实千虑之所开也。良工之心独苦，今乃验之，藉是以翼《图经》，岂云自与遡瞻天朝，轸念疲癃，泽同雨露。兹《六集》者，倘有补于圣政，亦桔橰之助甘霖耳。遑自功哉！所跂望者，一人有庆，寿域同跻，林总万方，家松龄而人鹤算，参苓不饵，针石永捐，俾池上神工，挟术而无所施，则岩穴之私慰矣，他尚何求。

岁丁巳海阳程处士标，病剧得起，进不肖为医林长，侧弁《六集》而左袒焉。复捐阿堵以鸠剞劂，义之纪也，惟是并序。

皇明万历四十六年岁次戊午长至日书

校阅本书诸友：

程五典	程五章	程时耀	黄国学
程一阳	程　绥	程一新	程自新
程国英	吴　彰	程　照	汪　珊
汪士序	汪应昉		

门人：

汪跃德	方位中	方元振	吴广胤
方逢时	洪正立	张时惠	吴德谦
张尚训	程愿良	程靖国	吴象先
黄之祯	方维善	宋　锦	余应兆
殷宗仪	殷伯长	谢有贞	汪守任
方有道	朱之荣	叶应蕙①	

① 校阅本书诸友……叶应蕙：此段文字原排在卷一《神照集》目录之后，今目录统一排书前，故移此段文字于此。

针方六集卷之一　神照集

古歙鹤皋吴崑述

海阳忍庵程标梓

叙曰：元戎不熟谙山陵川泽，疆界险易，则寇之巢穴部落，出没远迩，有所未知；良医不精明经络孔穴，阴阳逆顺，则邪之表里溪谷，原会俞募，有所未达，而欲歼乱去疾，均悖之矣。古昔神工，洞照五内，至今诵之。惟是考述明堂经穴如下，署曰"神照集"。

手足三阴三阳流注总论 [①]

凡人两手足各有三阴脉三阳脉，以合为十二经也。手之三阴从脏走至手，手之三阳从手走至头，足之三阳从头走至足，足之三阴从足走入腹。络脉传注，周流不息。故经脉者，行血气，通阴阳，以荣于身者也。其始从中焦注手太阴肺、阳明大肠，阳明注足阳明胃、太阴脾，太阴注手少阴心、太阳小肠，太阳注足太阳膀胱、少阴肾，少阴注手心主包络、少阳三焦，少阳注足少阳胆、厥阴肝，厥阴复还注手太阴肺。其气常以平旦为纪，以漏水下百刻，昼夜流行，与天同度，终而复始也。

---

① 一：原脱，据目录补，以下卷一篇目下序数均据目录补。

十二脏相使贵贱

心者，君主之官也，神明出焉。肺者，相傅之官，治节出焉。肝者，将军之官，谋虑出焉。胆者，中正之官，决断出焉。膻中者，臣使之官，喜乐出焉。脾胃者，仓廪之官，五味出焉。大肠者，传道之官，变化出焉。小肠者，受盛之官，化物出焉。肾者，作强之官，伎巧出焉。三焦者，决渎之官，水道出焉。膀胱者，州都之官，津液藏焉，气化则能出矣。凡此十二官者，不得相失也。故主明则下安，以此养生则寿，殁世不殆，以为天下则大昌；主不明则十二官危，使道闭塞而不通，形乃大伤，以此养生则殃，以为天下，其宗大危，戒之戒之。

手足六阴经及任脉经穴起止详后：

手太阴肺经，起于中府穴，终于少商穴。

手少阴心经，起于极泉穴，终于少冲穴。

手厥阴心包络，起于天池穴，终于中冲穴。

足太阴脾经，起于隐白穴，终于大包穴。

足少阴肾经，起于涌泉穴，终于俞府穴。

足厥阴肝经，起于大敦穴，终于期门穴。

任脉，起于会阴穴，终于承浆穴。

手足六阳经及督脉经穴起止详后：

手阳明大肠经，起于商阳穴，终于迎香穴。

手太阳小肠经，起于少泽穴，终于听宫穴。

手少阳三焦经，起于关冲穴，终于丝竹空穴。

足太阳膀胱经，起于睛明穴，终于至阴穴。

足阳明胃经，起于头维穴，终于厉兑穴。

足少阳胆经，起子瞳子髎穴，终于窍阴穴。

督脉，起于长强穴，终于龈交穴。

【点评】胃经的经穴起止次序与此明堂图同，与正文不同。正文的经穴排列次序主要依照《针灸聚英》。

正人明堂经穴总图二①

① 正人明堂经穴总图二：原脱，据目录补。

伏人明堂经穴总图三①

① 伏人明堂经穴总图三：原脱，据目录补。

《灵枢》骨度四

法以人长七尺五寸为则。

头之大骨围二尺六寸。

胸围四尺五寸。

腰围四尺二寸。

发所复者颅至项，长尺二寸。

发以下至颐，长一尺。

结喉以下至缺盆中，长四寸。

缺盆以下至髑骭，长九寸。髑骭即鸠尾。

髑骭①以下至天枢，长八寸。

天枢以下至横骨，长六寸半。

横骨上廉以下至内辅之上廉，长一尺八寸。

内辅之上廉以下至下廉，长三寸半。

内辅下廉至内踝，长一尺三寸。

内踝以下至地，长三寸。

膝腘以下至跗属，长一尺六寸。

跗属以下至地，长三寸。

角以下至柱骨，长一尺。

行腋中不见者，长四寸。

腋以下至季胁，长一尺二寸。

季胁以下至髀枢，长六寸。

髀枢以下至膝中，长一尺九寸。

---

① 骭：原作"骸"，据上文"髑骭"改，与《灵枢·骨度》合。

膝以下至外踝，长一尺六寸。

外踝以下至京骨，长三寸。

京骨以下至地，长一寸。

耳后当完骨者，广九寸。

耳前当耳门者，广一尺三寸。

两颧之间，相去七寸。

两乳之间，广九寸半。

两髀之间，广六寸半。

足长一尺二寸，广四寸半。

肩至肘，长一尺四寸。

肘至腕，长一尺二寸半。

腕至中指本节，长四寸。

本节至其末，长四寸半。

项发以下至背骨，长二寸半。

脊骨以下至尾骶二十一节，长三尺；上七节每节长一寸四分分之一；中七节每节长一寸六分分之一；下七节每节长一寸二分分之六。

以上为众人骨度，取穴者准而分之，则无差矣。

【点评】吴氏此引《灵枢·骨度》有所删改，非直录原文。例如"天枢以下至横骨，长六寸半"句下，《灵枢》有"横骨长六寸半"一句；"肩至肘，长一尺四寸"，《灵枢》作"肩至肘，长一尺七寸"；"上七节每节长一寸四分分之一；中七节每节长一寸六分分之一；下七节每节长一寸二分分之六"，《灵枢》作"上节长一寸四分分之一，奇分在下，故上七节至于脊骨九寸八分分之七，此众人骨之度也，所以立经脉之长短也"。

明堂取穴法五

头面腹背手足，横用横尺寸，直用直尺寸，横法不可以准直，直法不可以准横。

前发际至后发际，均作一尺二寸，其发际不明者，取眉中心后至大椎，共折作一尺八寸。

头部横寸，以眼内眦角至外眦角为一寸。

神庭至曲差，曲差至本神，本神至头维，各一寸五分。

自神庭至头维，共四寸半。

背部自大椎至尾骶，共二十一椎，上中下长短不同，详在前骨度中。

夹脊第二行，相去四寸①取之《针经》②相去三寸。

夹脊第三行，相去七寸③取之《针经》相去六寸。

腹部膺部，用乳间横折作八寸为则。

其直者，自天突至膻中，折作六寸八分，下行一寸六分为中庭。

上取歧骨，下至脐心，共折作九寸取之。

脐中至横骨，共折作五寸。

手足部，并依骨度均折取之。或以中指第二节，内度两横纹为一寸。

诸穴有眉发、筋骨、约纹陷下、肉际者，即取之，不必度也。明堂取穴终。

【点评】本节总结的明堂取穴骨度补充了《灵枢·骨度》之未备，几乎都被现代针灸经穴定位标准用作折量定穴的依据。所说"横用横尺寸，直用直尺寸，横法不可以准直，直法不可以准

---

① 相去四寸：此乃沿袭《针灸资生经》《神应经》之说，与《明堂》本义不符。
② 《针经》：系指《针灸甲乙经》，下同。
③ 相去七寸：与《明堂》本义不符，乃承《针灸资生经》《神应经》之误。

横""诸穴有眉发、筋骨、约纹陷下、肉际者，即取之，不必度也"，也很好体现了临床取穴的规律和特点。

正人脏腑图 六

伏人脏腑图 七

手太阴肺经图穴①

手太阴肺经穴法图

云门
中府
天府
侠白
尺泽
孔最
列缺
经渠
太渊
鱼际
少商

---

① 图穴八：原脱，据目录补。下同。

肺重三斤三两，六叶两耳，凡八叶。主藏魄。

《灵枢经》曰：肺手太阴之脉，起于中焦，下络大肠，还循胃口，上膈属肺，从肺系横出腋下，下循臑内，行少阴心主之前，下肘中，循臂内上骨下廉，入寸口，上鱼，循鱼际，出大指之端。其支者，从腕后直出次指内廉，出其端。○是动则病肺胀满膨膨而喘咳，缺盆中痛，甚则交两手而瞀，此为臂厥。是主肺所生病者，咳，上气喘渴，烦心胸满，臑臂内前廉痛厥，掌中热。气盛有余则肩背痛，风寒，汗出中风，小便数而欠；气虚则肩背痛寒，少气不足以息，溺色变。为此诸病，盛则泻之，虚则补之，热则疾之，寒则留下，陷下则灸之，不盛不虚，以经取之。盛者寸口大三倍于人迎，虚者则寸口反小于人迎也。

手太阴肺经所发十一穴左右共二十二穴

中府二穴，一名膺中俞。在云门下一寸，夹任脉华盖穴两旁各六寸，居乳上三肋间，动脉应手。肺之募也，足阳明①、手太阴之会。《针经》刺入三分，留五呼，灸五壮。窦氏刺入一分，沿皮向外一寸半，灸二七壮。

---

① 足阳明：应作"足太阴"。

【点评】吴崑所引《针经》经笔者核查系引自《针灸甲乙经》，所据版本乃明代吴勉学刊本；所引"窦氏"经笔者核查系引自《窦太师针经》，文字与乙抄本吻合。（见：黄龙祥，黄幼民整理.元代珍稀针灸三种[M].北京：人民卫生出版社.2008.）

云门二穴，在巨骨下二骨间，夹任脉璇玑穴两旁各六寸，动脉应手，举臂取之。《针经》刺入七分，留五呼，灸五壮。窦氏刺入一分，沿皮向外一寸半。禁灸。《针经》云：刺太深令人逆息。是所当慎。

天府二穴，在腋下三寸臂臑内廉，动脉应手。又法：以手伸直，用鼻尖点到处是穴。又法：垂手与乳相平是穴。《针经》刺入四分，留三呼。禁不可灸，灸之气逆。

【点评】古代文献对于天府穴定位的描述明确作"臂臑内廉动脉中"，早期的针灸学教材也同。而已知上臂肱动脉沿上臂尺侧肱二头肌内侧沟下行，此处相当于今之手少阴经穴分布区域（手太阴脉与手少阴脉在上臂循行部位有一个漫长的互易过程）。关于本穴部位的文字描述，虽然古代文献均采用《黄帝明堂经》"腋下三寸，臂臑内廉动脉中"之说，但是在明正统仿宋针灸铜人上，本穴连同其下方的"侠白""尺泽"均标注于上臂屈面桡侧，且除明代太医院所修之铜人图、明代施沛《经穴指掌图》外，其他传世中国古代针灸铜人、铜人图、明堂图，上臂手太阴经穴均标于桡侧。再根据《铜人腧穴针灸图经》新增的另一取穴法"以鼻取之"，连同本书"用鼻尖点到处是穴""垂手与乳相平是穴"之说，也可看出天府穴定于臂桡侧。这些都说明最晚在北宋天圣年间针灸腧穴国家标准制订者们已根据手太阴经脉的循行分布，将上臂手太阴经穴定于臂屈面桡侧。只是人们没有意识到臂屈面桡侧已经不能触及到动脉搏动，因而在定位描述中仍保留了"动脉中"三字。另需注意的是，《黄帝明堂经》本穴定位"臂臑内廉动脉中"之"臂臑"非指臂臑穴，而是指上臂这一部位，如《黄帝内经太素·经筋》之"循臂阴入腋下……"，杨上善注曰："臂臑内为臂阴也。"

侠白二穴，在天府下，去肘五寸动脉中。手太阴之别。《针经》刺入四分，留三呼，灸五壮。

尺泽二穴，水也。在肘内横纹筋骨罅中，动脉应手。手太阴之所入也，为合。《针经》刺入三分，留三呼，灸五壮。

孔最二穴，在腕上七寸。手太阴之郄。《针经》刺入三分，留三呼，灸五壮。

列缺二穴，手太阴之络，别走阳明者。去腕一寸五分，用手交叉，食指点到处是穴，当筋骨罅中。《针经》刺入三分，留三呼，灸五壮。窦氏刺入一分，沿皮向前一寸半，透太渊穴，灸二七壮。列缺为八法之一，以其合任脉，行肺系，而会阴跷也。

经渠二穴，金也。在寸口陷中，手太阴之所行也，为经。《针经》刺入三分，留三呼。禁不可灸，灸之伤人神明。

太渊二穴避唐祖讳，一名太泉，土也。在掌后寸口头陷中，是为脉会。手太阴之所注也，为输。《针经》刺入二分，留二呼，灸三壮。

鱼际二穴，火也。在手大指本节后内侧散脉中，为手三阴诸络之会。手太阴之所溜也，为荥。《针经》刺入二分，留三呼，灸三壮。

少商二穴，木也。在手大指内侧端，去爪甲如韭叶。手太阴脉之所出也，为井。《针经》刺入一分，留一呼，灸三壮。窦氏刺入一分，更沿皮向后三分。

肺经穴法分寸歌

肺手太阴出中府，云门之下一寸许，
云门气户旁二寸，人迎之下二骨数，

天府腋下三寸求，侠白肘上五寸主，

尺泽肘内约纹中，孔最腕上七寸取，

列缺腕上寸有半，经渠寸口陷中尔，

太渊掌后寸口头，鱼际大指节后举，

少商甲后一韭叶，一十一穴斟酌取。

手阳明大肠经图穴 九

手阳明大肠经穴法图

大肠重二斤十二两，长二丈一尺，广四寸，径一寸三分少半。当脐右回，叠积十六曲。盛谷一斗，水七升半。

大肠手阳明之脉，起于大指次指之端，循指上廉，出合谷两骨之间，上入两筋之中，循臂上廉，入肘外廉，上臑外前廉，上肩，出髃骨之前廉，上出于柱骨之会上，下入缺盆，络肺，下膈，属大肠。其支者，从缺盆上颈贯颊，入下齿中，还出夹口，交人中，左之右，右之左，上夹鼻孔。○是动则病齿痛颈肿。是主津液所生病者，目黄口干，鼽衄，喉痹，肩前臑痛，大指次指痛不用。气有余则当脉所过者热肿，虚则寒栗不复。为此诸病，盛则泻之，虚则补之，热则疾之，寒则留之，陷下则灸之，不盛不虚，以经取之。盛者人迎大三倍于寸口，虚者人迎反小于寸口也。

手阳明大肠经所发二十穴左右共四十穴

商阳二穴，金也。一名绝阳。在手大指次指内侧端，去爪甲如韭叶。手阳明脉之所出也，为井。《针经》刺入一分，留一呼，灸三壮。窦氏针入一分，更沿皮向后三分。

二间二穴，水也。一名间谷。在手大指次指本节前内侧陷中。手阳明脉之所溜也，为荥。《针经》刺入三分，留三呼，灸三壮。

三间二穴，木也。一名少谷。在手大指次指本节后陷中。手阳明之所注也，为输。《针经》刺入三分，留三呼，灸三壮。

合谷二穴，一名虎口。在手大指次指歧骨间，动脉应手。手阳明之所过也，为原。或云：捻拳取之。《针经》刺入三分，留六呼，灸三壮。窦氏刺入五分。虚实皆拔之。孕娠禁针此穴。一云：可泻不可补，补即下胎。

【点评】"虚实皆拔之"即不论虚证实证，皆可取本经原穴治之。此法由金元名医张洁古、王海藏所倡导，即所谓"拔原法"。关于合谷穴孕妇禁刺，见于《铜人腧穴针灸图经》，曰："昔有宋太子性善医术，出苑逢一怀娠妇人。太子诊曰：是一女也。令徐文伯亦诊之：此一男一女也。太子性急欲剖视之，臣谓针之，泻足三阴交，补手阳明合谷，应针而落，果如文伯之言。故妊娠不可刺。"参见本集第十一篇三阴交穴。

阳溪二穴，一名中魁，火也。在手腕上侧横纹前两筋间陷中。手阳明之所行也，为经。《针经》刺入三分，留七呼，灸七壮。

偏历二穴，在手腕后三寸。手阳明络，别走太阴者。《针经》刺入三分，留七呼，灸三壮。窦氏刺入一分，沿皮向前一寸半，透列缺穴，灸七壮。

温溜二穴，一名逆注，一名池头[1]，手阳明郄。在腕后，少士五寸，大士六寸。《针经》刺入三分，灸三壮。

下廉二穴，在辅骨下，去上廉穴一寸，辅兑肉分外斜缝中。《针经》刺入五分，留五呼，灸五壮。

【点评】下廉穴定位，《针灸甲乙经》作"怒辅齐锐肉，其分外邪"，所谓"怒辅"是指隆起前臂外辅(前臂桡侧)肌肉(用力握拳

---

[1] 池头：《针灸聚英》卷一同，系"蛇头"之形误。

即可清晰显示这条肌肉）；所谓"锐肉"即在怒辅状态下，前臂桡侧远端呈锐状的一条肌肉。后人因不识这两个关键术语，或改作"恐辅"，或作"辅"，或直接采用折量取穴，皆失古义。而吴氏此处虽受前人之误的影响删去了"怒"字，但据《窦太师针经》添加"斜缝中"三字，使得文义依然清楚。

上廉二穴，在三里下一寸，其分抵三阳会外。《针经》斜入五分，灸七壮。

【点评】上廉穴定位，宋以前文献皆作"其分独抵阳明之会外邪"，而明代高武据《针灸资生经》转引《铜人腧穴针灸图经》出现了断句错误，作"其分独抵阳明之会外。《铜人》斜针五分，灸五壮"，吴崑未能明辨而传高武之误。

三里二穴，在曲池下二寸，按之肉起兑肉之端。《针经》刺入三分，灸三壮，窦氏针入二寸半。或曰：此穴为诸络会，不可轻灸。

【点评】"或曰：此穴为诸络会，不可轻灸"之说出自《窦太师针经》，曰："此穴乃诸络交会之处，不可轻易灸之，灸则恐伤经络。"

曲池二穴，土也。在肘间辅骨肘骨之中，屈手拱胸，横纹尖陷中是穴。手阳明之所入也，为合。《针经》刺入五分，留七呼，灸三壮。《铜人》云：得气先泻后补。窦氏刺入二寸半，灸二七壮。

肘髎二穴，在曲池穴横纹尖上，向外二寸，大骨外廉陷中，手拱胸取之。《针经》刺入四分，灸三壮。窦氏针入一寸半，灸二七壮。

五里二穴，在肘上三寸，行向里大脉中央是穴。《针经》灸三壮。禁刺。禁多灸。

臂臑二穴，在肘上七寸臑肉之端，举臂取之。手阳明络，手足太阳、阳维之会。《针经》刺入五分，灸三壮。

肩髃二穴，一名中肩井，一名扁肩。在肩端两骨间，举臂有空。手阳明、跷脉之会，平手取之。《针经》刺入六分，留六呼，灸三壮。一方：刺入一寸。窦氏针入二寸半，灸二七壮。

巨骨二穴，在肩端上行两叉骨间陷中。手阳明、阳跷之会。《针经》刺入一寸五分，灸五壮。

天鼎二穴，在缺盆上，直扶突，当气舍后一寸五分。《针经》刺入四分，灸三壮。

扶突二穴，在人迎后一寸五分，当曲颊下一寸。《针经》刺入三分，灸三壮。

禾髎二穴，取法，鼻孔下三分是人中穴，两旁各开五分即此穴也。《针经》刺入三分。

迎香二穴，一名冲阳。在鼻下孔旁五分，当约口纹。手足阳明之会。《针经》刺入三分，留三呼。禁灸。

大肠经穴法分寸歌

大肠阳明二十穴，食指内侧起商阳，
本节前取二间定，本节后取三间强，
歧骨陷中寻合谷，阳溪腕中上侧详，
腕后三寸走偏历，历上二寸温溜当，
下廉上廉各一寸，廉上一寸三里隈，
屈肘纹尖曲池得，肘髎大骨外廉陷，
五里肘后三寸量，臂臑肘后七寸是，
肩髃肩端两骨当，巨骨肩端叉骨内，
天鼎缺盆上之藏，扶突气舍后寸半，
禾髎水沟五分旁，迎香禾髎上一寸，
孔旁五分约纹当。

足阳明胃经图穴 十

足阳明胃经穴法图

头维
承泣
下关
四白　巨髎
颊车
地仓
大迎
气舍
水突　人迎
缺盆
气户
库房
屋翳
膺窗
乳中
不容
乳根
承满
梁门
关门
太乙
滑肉
天枢
外陵
大巨
水道
髀关
归来
气冲
伏兔
阴市
梁丘
犊鼻
三里
巨虚上廉
丰隆
条口
巨虚下廉
解溪
冲阳
陷谷
内庭
厉兑

胃重二斤十四两，纡曲屈伸，长二尺六寸，大一尺五寸，径五寸。容谷二斗，水一斗五升。

胃足阳明之脉，起于鼻，交頞中，旁约太阳之脉，下循鼻外，入上齿中，还出夹口环唇，下交承浆，却循颐后下廉，出大迎，循颊车，上耳前，过客主人，循发际，至额颅。其支者，从大迎前下人迎，循喉咙，入缺盆，下膈属胃络脾。其直者，从缺盆下乳内廉，下夹脐，入气街中。其支者，起胃下口，下循腹里，下至气街中而合，以下髀关，抵伏兔，下膝髌中，下循胫外廉，下足跗，入中趾内间。其支者，下膝三寸而别，下入中趾外间。其支者，别跗上，入大趾间，出其端。○是动则病洒洒振寒，善呻数欠，颜黑，病至则恶人与火，闻木声则惕然而惊，心欲动，独闭户塞牖而处，甚则欲上高而歌，弃衣而走，贲响腹胀，是为骭厥。是主血所生病者，狂疟温淫汗出，鼽衄，口喎唇胗，颈肿喉痹，大腹水肿，膝髌肿痛，循膺、乳、气街、股、伏兔、骭外廉、足跗上皆痛，中趾不用。气盛则身以前皆热，其有余于胃，则消谷善饥，溺色黄；气不足则身以前皆寒栗，胃中寒则胀满。为此诸病，盛则泻之，虚则补之，热则疾之，寒则留之，陷下则灸之，不盛不虚，以经取之。盛者人迎大三倍①于寸口，

---

① 倍：原作"部"，据《灵枢·经脉》改。

虚者人迎反小于寸口也。

足阳明胃经所发四十五穴_{左右共九十穴}

承泣二穴，一名鼷穴，一名面窌，在目下七分，直目瞳子。阳跷、任脉、足阳明之会。《针经》刺入三分，不可灸。一方：用艾如麦大，灸二壮。不可针。

四白二穴，在目珠下一寸，向颧空，令病人正视取之。《针经》刺入三分，灸七壮。近古禁不宜灸。

巨髎二穴，在夹鼻孔旁八分，直瞳子。跷脉、足阳明之会。《针经》刺入三分，得气即泻，灸七壮。

【点评】"得气即泻，灸七壮"，系从高武《针灸聚英》转引《铜人腧穴针灸图经》文字，句首当补"铜人"二字。

地仓二穴，一名会维。夹口旁四分，直缝中，如近下是穴，有脉微动。跷脉、手足阳明之会。《针经》刺入三分。窦氏针更沿皮透颊车，灸七壮，或二七壮。《铜人》云：得气即泻，不宜留针，右病治左，左病治右。

大迎二穴，一名髓孔。在曲颔前一寸三分骨陷者中，动脉应手。《针经》刺入三分，留七呼，灸三壮。

颊车二穴，一名机关，一名曲牙。在耳垂下三分，曲颊端陷中，张口取之。《针经》刺入三分，灸三壮。《铜人》得气即泻，不宜留针。窦氏针入一分，沿皮透地仓穴。左病治右，右病治左。

下关二穴，在客主人下，耳前动脉下空下廉，合口有空，开口即闭。足阳明、少阳之会。《针经》刺入三分，留七呼，灸三壮。《铜人》云：得气即泻，不得久留针，耳中有干䫀不可灸。

头维二穴，在额角，入发际，夹本神一寸半，夹神庭四寸五分。足少阳、阳维之会。《针经》刺入五分，禁不可灸。窦氏刺入一分，沿皮向下一寸半。

人迎二穴，一名天五会。在颈大脉动应手，夹结喉两旁一寸五分，以候五脏气。《针经》禁灸。刺入四分，禁过深，不幸杀人。

水突二穴，一名水门。在颈大筋前，直人迎下，气舍上，夹喉咙旁一寸五分。《针经》刺入三分，灸三壮。

气舍二穴，在颈，直人迎下，夹天突陷中一寸五分。《针经》刺入三分，灸五壮。

缺盆二穴，一名天盖。在肩上横骨陷中，夹天突两旁各四寸。《针经》刺入三分，留七呼，禁不可太深，太深则气泄，令人逆息咳喘，灸三壮。

气户二穴，在巨骨下，俞府两旁各二寸陷者中，夹任脉两旁各四寸，仰而取之。《针经》刺入四分，灸五壮。

库房二穴，在气户下一寸六分陷者中，夹任脉两旁各四寸，仰而取之。《针经》刺入四分，灸五壮。

屋翳二穴，在库房下一寸六分，夹任脉两旁各四寸，仰而取之。《针经》刺入四分，灸五壮。

膺窗二穴，在屋翳下一寸六分，夹任脉两旁各四寸。《针经》刺入四分，灸五壮。

乳中二穴，当乳头。禁不可刺灸。刺灸之，不幸生蚀疮，疮中有脓血清汁者可治，有息肉若蚀疮者死。

乳根二穴，在乳下一寸六分陷中，夹任脉两旁各四寸，仰而取之。《针经》刺入四分，灸五壮。窦氏刺入一分，沿皮向外一寸半，灸二七壮。

不容二穴，在幽门旁各一寸五分，夹任脉两旁各二寸五分①，直四肋间。《针经》刺入五分，灸五壮。

---

① 二寸五分：下文按语作"三寸"，前后不相吻合。下五穴同。关于腹部穴的横向尺寸，诸家不同法，而此一家之书，亦前后不同文。

承满二穴，在不容下一寸，夹任脉两旁各二寸五分。《针经》刺入八分，灸五壮。

梁门二穴，在承满下一寸，夹任脉两旁各二寸五分。《针经》刺入八分，灸五壮。

关门二穴，在梁门下，太乙上，各一寸，穴少外沿。《针经》刺入八分，灸五壮。

太乙二穴，在关门下一寸，夹任脉两旁各二寸五分。《针经》刺入八分，灸五壮。

滑肉门①二穴，在太乙下一寸，夹任脉两旁各二寸五分。《针经》刺入八分，灸五壮。

天枢二穴，一名长溪，一名谷门。去肓俞一寸五分，夹脐两旁各二寸，大肠募也。《针经》刺入五分，留七呼，灸五壮。窦氏针入二寸半，灸五十壮。

外陵二穴，在天枢穴下一寸，夹任脉两旁各二寸。《针经》刺入八分，灸五壮。窦氏针入二寸半，灸二七壮。

大巨二穴，一名腋门。在外陵下一寸，夹任脉两旁各二寸。《针经》刺入八分，灸五壮。

水道二穴，在大巨下三寸，夹任脉两旁各二寸。《针经②》刺入三分半，灸五壮。一方：刺入二寸五分。

归来二穴，一名溪穴。在水道穴下二寸，夹任脉两旁各二寸。《针经》刺入八分，灸五壮。窦氏针入二寸五分，或一寸五分，灸二七壮。

气冲二穴，一名气街。在归来下鼠鼷上一寸，当横骨两端，夹任脉两旁各二寸，动脉应手。《针经》刺入三分，留七呼，灸三壮。灸之不幸，使人不得息。《明堂》云：气至即泻。

○自气户至乳根，去中行各四寸。自不容至滑肉门，去中行各三

---

① 门：原脱，据卷五补。
② 针经：此后文字实转引自《针灸聚英》中所引《铜人腧穴针灸图经》之文。

寸。自天枢至气冲，去中行各二寸。

髀关二穴，在膝上伏兔后交分中。《针经》刺入六分，灸三壮。

伏兔二穴，在膝上六寸，起肉间，正跪坐而取之。《针经》刺入五分，禁不可灸。痈疽死地有九，伏兔居一。

阴市二穴，又名阴鼎。在膝盖上三寸。垂手中指点到处是穴①。一方：拜而取之。《针经》刺入三分，留七呼，禁不可灸。窦氏针入五分，灸五十壮。

梁丘二穴，时名鹤顶穴。在膝盖上两筋间陷中，去膝盖二寸。足阳明郄。《针经》刺入三分，灸三壮。窦氏针入五分，灸二七壮。一方云：宜三棱针出血。

犊鼻二穴，在膝盖骨下，骺骨上，夹解大筋中，形如牛鼻，故名。《针经》刺入六分，灸三壮。

三里二穴，土也。在膝下三寸，大胫骨外廉两筋间，举足取之，以虎口当膝端，中趾尽处是穴。一方，以手②……

[解溪二穴……]系鞋带处是穴。足阳明脉所行，为经。《针经》刺入五分，留五呼，灸三壮。

冲阳二穴，一名会原。在跗上五寸陷中，动脉应手，去陷谷三寸。足阳明之所过也，为原。《针经》刺入三分，留十呼，灸三壮。窦氏针入五分。

陷谷二穴，木也。在足大趾次趾外间，本节后陷中，去内庭穴二寸。足阳明脉所注，为输。《针经》刺入五分，留七呼，灸三壮。

内庭二穴，水也。在足大趾次趾外间陷中，两歧骨后三分。足阳明脉所溜，为荥。《针经》刺入二分，留二十呼，灸三壮。窦氏针入五分，灸七壮。仲景曰：伤寒欲作再经者，针足阳明③，使不传则愈，此穴近之。

---

① 垂手中指点到处是穴：此与"风市"穴定位相混。此误先见于《玉龙经》《窦太师针经》。

② 以手：此后原书脱欠卷一第三十三、三十四版，而使"巨虚上廉""条口""巨虚下廉""丰隆"四穴全文脱漏；"三里""解溪"穴的内容也不完整。

③ 足阳明：此穴指"冲阳"，而不是"内庭"。

厉兑二穴，金也。在足大趾次趾之端外侧向中指边，去爪甲如韭叶。足阳明脉所出，为井。《针经》刺入一分，留一呼，灸三壮。窦氏针入一分，更沿皮向后三分。

阳明经穴法分寸歌

四十五穴足阳明，头维本神寸五分，
下关耳前动脉是，颊车耳下八分针，
承泣目下七分取，四白一寸不可深，
巨髎孔旁八分定，地仓夹吻四分迎，
大迎颔前一寸三，人迎结旁各寸半，
水突在颈大筋前，气舍直下夹天突，
缺盆横骨陷中亲，气户俞府旁二寸，
至乳六寸三四分，库房屋翳膺窗近，
乳中正在乳中心，次有乳根出乳下，
各一寸六不相侵，穴夹幽门二寸五，
是曰不容依法数，其下承满至梁门，
关门太乙从头举，节次续排滑肉门，
各是一寸为君语，天枢夹脐二寸旁，
外陵枢下一寸当，一寸大巨三水道，
道下二寸归来将，气冲曲骨旁二寸，
冲下一寸鼠鼷乡，髀关兔后约纹中，
伏兔市上三寸强，梁丘二寸膝上量，
阴市膝上三寸许，膝眼四穴膝两旁，
膝髌胻上寻犊鼻，膝下三寸三里场，
里下三寸名上廉，条口上廉下二寸，
条下一寸下廉当，上踝八寸分明详，
丰隆下廉外一寸，解溪冲阳上寸半，

冲阳陷上三寸长，陷谷内庭后二寸，

内庭次趾外间量，厉兑大趾次趾端，

去爪如韭胃经藏。

【点评】《针方六集》此卷腧穴正文系据《针灸聚英》卷一排列，而《分寸歌》则是据明中期针灸铜人编成，故二者的腧穴排列次序不一致，所载腧穴及部位也不尽相同。

足太阴脾经图穴十一

足太阴脾经穴法图

周荣
大包
天溪
食窦
胸乡
腹哀
大横
腹结
腹舍
冲门
箕门
血海
阴陵泉
地机
漏谷
三阴交
商丘
公孙
大都
太白
隐白

脾重二斤三两，扁，广三寸，长五寸，有散膏半斤，主裹血，温五脏。主藏荣。

脾足太阴之脉，起于大趾之端，循趾内侧白肉际，过核骨后，上内踝前廉，上腨内，循胫骨后，交出厥阴之前，上膝股内前廉，入腹属脾络胃，上膈，夹咽，连舌本，散舌下。其支者，复从胃别上膈，注心中。○是动则病舌本强，食则呕，胃脘痛，腹胀善噫，得后与气则快然如衰，身体皆重。是主脾所生病者，舌本痛，体不能动摇，食不下，烦心，心下急痛，便溏，瘕泄，水闭，黄疸，不能卧，强立，股膝内踵厥，足大趾不用。为此诸病，盛则泻之，虚则补之，热则疾之，寒则留之，陷下则灸之，不盛不虚，以经取之。盛者寸口大三倍于人迎，虚者寸口反小于人迎。

足太阴脾经所发二十一穴左右共四十二穴

隐白二穴，木也。在足大趾端内侧，去爪甲如韭叶。足太阴脉所出，为井。《针经》刺入一分，留三呼，灸三壮。窦氏针入一分，更沿皮向后三分，灸七壮。

大都二穴，火也。在足大趾本节后内侧陷中，赤白肉际。足太阴脉所溜，为荣。《针经》刺入三分，留七呼，灸一壮。若本节痛肿者，三棱针出血。

【点评】"若本节痛肿者，三棱针出血"出自《窦太师针经》，句首当标注"窦氏"字样，否则容易误解为《针经》之文。

太白二穴，土也。在足大趾内侧核骨下陷者中。足太阴脉所注，为输。《针经》刺入三分，留七呼，灸三壮。窦氏刺入五分，灸二七壮。

公孙二穴，在足大趾本节后内侧一寸。足太阴络，别走阳明者。举足取之。《针经》刺入四分，留二十呼，灸三壮。窦氏针入一寸，灸五壮。如本节红肿者，宜出血。诸病宜下不下者，取此穴。公孙为八法之一，以其合冲脉，会阴维于心胸也。

商丘二穴，金也。在足内踝下微前陷中。足太阴脉所行，为经。《针经》刺入三分，留七呼，灸三壮。窦氏针入五分，灸七壮。

三阴交二穴，在足内踝上三寸，骨下陷中。足太阴、少阴、厥阴三脉之会。《针经》刺入三分，留七呼，灸三壮。窦氏刺入一寸半，直透绝骨穴，灸二七壮。传曰：宋太子出宛逢妊妇，诊曰"女"。徐文伯曰"一男一女"。太子性急欲视，文伯泻三阴交，补合谷，胎应针而下，果如文伯之诊。后世遂以二穴为妊妇禁。一方云：补三阴交泻合谷，则胎反安。

漏谷二穴，在内踝上六寸骨下陷者中。足太阴络。《针经》刺入三分，留七呼，灸三壮。

地机二穴，一名脾舍。在膝内侧辅骨下陷中，足太阴郄，别走上一寸，空在膝下五寸，伸足取之。《针经》刺入三分，灸三壮。

阴陵泉二穴，水也。在膝下内侧辅骨下一指陷中，屈足取之。足太阴脉所入，为合。《针经》刺入五分，留七呼，灸三壮。窦氏刺入二寸半，直透阳陵泉，灸二七壮。

血海二穴，一名血郄，一名百虫窠。在膝上内廉辅骨上二寸半，赤白肉际宛宛中。一方：以患人手按膝盖骨上，大指向内，余四指向外，大指尽处是穴。《针经》刺入五分，灸五壮。窦氏刺入二寸半，灸三七壮。

【点评】《窦太师针经》以"血海""血郄""百虫窠"为同一穴，然"血郄"乃《铜人腧穴针灸图经》所谓"委中"穴也，"血海"与"百虫窠"定位与主治皆不同。之所以出现这样的混淆，盖因通行本《备急千金要方》血海穴定位作"膝膑上内廉白肉际二寸半。一作三寸"。之所以出现这样的异文，关键是因为后人不能正确理解《黄帝明堂经》关于血海穴定位描述"二寸中"的特殊含义。这里的"二寸中"是指二寸之中，或约二寸的意思，而不是一个精确、固定的点，《黄帝明堂经》血海穴定位"二寸中"的说法应是早期腧穴概念的"痕迹"，后人不解，便做出了两种改动：第一，认为"二寸中"就是二寸，于是直接删去"中"字，如《铜人腧穴针灸图经》卷上等；第二，认为"中"字为"半"字之误，遂径改作"二寸半"，如传世本《针灸甲乙经》即是，然该书皆用"五分"表示"半寸"概念，则此处"二寸半"显系后人所改。《外台秘要》引《针灸甲乙经》之文仍作"二寸中"，无误。再如《备急千金要方》卷三十作"二寸半"，而未经宋人校改本《孙真人千金方》仍作"二寸中"，无误。至于《备急千金要方》注文"一作三寸"，很可能与《医心方》记载的本穴简便取穴"膝内骨上一夫"有关，这一取穴法在后世文献中有很详细的描述。也正是这种"一作三寸"说最终导致本穴与"百虫窠"穴混为一谈，于是出现了"血郄二穴，即百虫窠，又名血海也"的说法。吴崑不能明辨而传窦氏之误。

箕门二穴，在鱼腹上，越两筋间，动脉应手，上血海六寸，下气冲五寸，足太阴内市。《针经》刺入三分，留六呼，灸三壮。一方：禁刺。

【点评】箕门穴定位，《黄帝明堂经》曰："在鱼腹上越筋间，动脉应手，阴市内。"此处的"鱼腹"是指大腿处呈扁平鱼腹状的股内侧肌群，"越筋"则是斜跨股内侧肌群的人体中最长的肌肉——缝匠肌。据解剖学，缝匠肌从髂前上棘自外上向内下方斜行，约于上1/3与下2/3交界处与自内而外的长收肌交叉，这两条肌肉的两条边与底边腹股沟韧带形成一个三角形地带称作"股三角"。股动脉正从此三角形下行，在此区域的体表可触及股动脉搏动（越往上越明显），而一旦通过股三角的尖角（正所谓"越筋间"），由于缝匠肌的遮蔽，则难以在体表触及股动脉搏动。可见"股三角"的尖角处恰好是从体表触按股动脉的分界点，"箕门"正位于此处，故从体表可感知"动脉应手"。可是最晚在明代，古人已经无法解读其定位描述中的解剖标志术语，因而不得不改以骨度折量取穴。现代人同样无法读懂该穴定位的原始文献，只好沿袭明代的做法——骨度折量取穴。然而现代不同时期、不同地区大腿部的折量坐标系不同，这样同样的折量寸在不同的坐标系中的位置是不同的。如果"血海上六寸"采用的是"横骨上廉以下至内辅之上廉长一尺八寸"的骨度，则其定位远比解剖学描述的位置低，二者所述定位相差很远。而《针方六集》此处曰"箕门二穴，在鱼腹上，越两筋间，动脉应手，上血海六寸，下气冲五寸"，则知气冲至髌底为13寸。如按大腿长度13寸折量，则"上血海六寸"为膝上8寸，约相当于大腿上1/3处，这样"箕门"穴的定位竟"歪打正着"地与用体表解剖定位不谋而合了。

冲门二穴，一名慈宫。上直两乳，去大横五寸，在府舍下横骨两端约纹中，动脉应手，夹任脉两旁各四寸。足太阴、厥阴之会。《针经》刺入七分，灸五壮。

府舍二穴，在腹结下三寸，上直两乳，夹任脉两旁各四寸。足太阴、阴维、厥阴之会。此脉上下入腹，络胸结心肺，从胁至肩，此[1]太阴郄，三阴、阳明支别。《针经》刺入七分，灸五壮。

腹结二穴，一名腹屈。在大横下一寸三分，上直两乳。夹任脉两

---

① 此：原作"比"，据《针灸聚英》卷一改。

旁各四寸。《针经》刺入七分，灸五壮。

大横二穴，在腹哀下三寸，横直脐旁大横纹中，上直两乳，夹任脉两旁各四寸。足太阴、阴维之会。《针经》刺入七分，灸五壮。

腹哀二穴，在日月下一寸五分，上直两乳，夹任脉两旁各四寸。足太阴、阴维之会。《针经》刺入七分，灸五壮。

食窦二穴，在天溪下一寸六分陷者中，夹任脉两旁各六寸，仰而取之。一云：直两乳外旁开一寸半，举臂取之。《针经》刺入四分，灸五壮。

天溪二穴，在胸乡下一寸六分陷者中，夹任脉两旁各六寸，仰而取之。《针经》刺入四分，灸五壮。

胸乡二穴，在周荣下一寸六分陷中，夹任脉两旁各六寸，仰而取之。《针经》刺入四分，灸五壮。

周荣二穴，在中府下一寸六分陷中，夹任脉两旁各六寸，仰而取之。《针经》刺入四分，灸五壮。

大包二穴，在渊液①下三寸，直腋②下六寸。为脾大络，布胸胁中，出九肋间及季胁端，别络诸阴，总统阴阳，由脾灌溉五脏。《针经》刺入三分，灸三壮。

脾经穴法分寸歌

二十一穴足太阴，大拇内侧隐白侵，

大都节后陷中取，太白核骨后陷寻，

公孙节后一寸取，商丘踝下微前真，

踝上三寸三阴交，漏谷踝上六寸亲，

膝下五寸名地机，阴陵内侧膝辅际，

血海分明膝髌上，内廉肉际二寸半，

---

① 液：原作"胁"，据《针灸聚英》卷一改。

② 腋：原作"胁"，据《循经考穴编》改。

箕门血海上六寸，筋间动脉须详谛，

冲门五寸大横下，三寸三分寻府舍，

腹结横下寸三分，大横夹脐非所诈，

腹哀寸半日月旁，直与食窦相连亚，

食窦天溪又胸乡，周荣各一寸六定，

渊液三寸下大包，九肋之间当熟谙。

手少阴心经图穴十二

手少阴心经穴法图

心重十二两，中有七孔三毛，盛精汁三合。主藏神。

心手少阴之脉，起于心中，出属心系，下膈络小肠；其支者，从心系上夹咽，系目系。其直者，复从心系却上肺，下出腋下，下循臑内后廉，行太阴心主之后，下肘内，循臂内廉，抵掌后兑骨之端，入掌内后廉，循小指之内，出其端。○是动则病嗌干心痛，渴而欲饮，是为臂厥。是主心所生病者，目黄胁痛，臑臂内后廉痛厥，掌中热痛。为此诸病，盛则泻之，虚则补之，热则疾之，寒则留之①，不盛不虚，以经取之。盛者寸口大二倍于人迎，虚者寸口反小于人迎也。

手少阴心经所发九穴 左右共一十八穴

极泉二穴，在腋下筋间聚毛中，动脉入胸。《针经》刺入三分，灸五壮。

青灵二穴，在肘上三寸，伸肘举臂取之。灸七壮，不宜用针。

少海二穴，一名曲节，水也。在肘内廉节后，去肘内大骨端五分陷中，动脉应手，屈肘向头取之，在肘骨大筋内。手少阴脉所入，为合。《针经》刺入五分，灸三壮。

---

① 寒则留之：《灵枢经》此后有"陷下则灸之"句。

灵道二穴，金也。去腕骨后一寸五分，手少阴脉所行，为经。《针经》刺入三分，灸三壮。窦氏刺入二分，沿皮向后一寸半，灸七壮。

通里二穴，在手内侧腕骨后一寸。手少阴络，别走太阳者。《针经》刺入三分，灸三壮。

阴郄二穴，手少阴郄也。在手掌后，前直小指，去腕五分动脉中。《针经》刺入三分，灸三壮。窦氏针入五分，灸五壮。

神门二穴，土也。一名兑冲，一名中都。在小指掌后兑骨端陷者中。手少阴脉所注，为输。《针经》刺入三分，灸三壮。窦氏针入二分，沿皮向后一寸。

少府二穴，火也。在手小指本节后两指中间陷中，直劳宫。手少阴脉之所溜也，为荥。《针经》刺入三分，灸三壮。

少冲二穴，一名经始，木也。在手小指内侧，去爪甲如韭叶。手少阴脉所出，为井。《针经》刺入一分，灸一壮。窦氏针入一分，更沿皮向后三分。

心经穴法分寸歌

少阴九穴始极泉，臂内腋下两筋间，
青灵肘节上三寸，少海肘后五分端，
灵道腕后一寸半，通里腕后一寸占，
阴郄腕后五分是，神门掌后兑骨端，
少府冲下劳宫对，少冲小指内侧灵。

手太阳小肠经图穴十三

手太阳小肠经穴法图

小肠重二斤十四两，长三丈二尺，广二寸半，径八分分之少半。左回，叠积十六曲。容谷二斗四升，水六升三合合之大半。

小肠手太阳之脉，起于小指之端，循手外侧上腕，出踝中，直上循臂骨下廉，出肘内侧两筋之间，上循臑外后廉，出肩解，绕肩胛，交肩上，入缺盆络心，循咽下膈，抵胃属小肠。其支者，从缺盆循颈上颊，至目锐眦，却入耳中。其支者，别颊上䪼抵鼻，至目内眦，斜络于颧。○是动则病嗌痛颔肿，不可以顾，肩似拔，臑似折。是主液所生病者，耳聋，目黄，颊肿，颈颔肩臑肘臂外后廉痛。为此诸病，盛则泻之，虚则补之，热则疾之，寒则留之，陷下则灸之，不盛不虚，以经取之。盛者人迎大二倍于寸口，虚者人迎反小于寸口也。

手太阳小肠经所发一十九穴<small>左右其三十八穴</small>

少泽二穴，一名小吉，金也。在手小指外侧端，去爪甲如韭叶。手太阳脉所出，为井。《针经》刺入一分，留三呼，灸一壮。窦氏针入一分，更沿皮向后三分。

前谷二穴，水也。在手小指外侧，本节前次节后横纹陷中，握手取之。手太阳脉所溜，为荥。《针经》刺入一分，留三呼，灸三壮。窦氏针入二分。

后溪二穴，木也。在手小指外侧本节后一寸，大横纹尖上陷中，捏拳取之。手太阳脉所注，为输。《针经》刺入二分，留二呼，灸一壮。窦氏针入五分，灸二七壮。后溪为八法之一，以其合督脉而会阳跷于内眦与颈也。

腕骨二穴，在手外侧腕前起骨缝中，必转手向内，腕骨中分为二，乃下针。手太阳脉所过，为原。虚实皆拔之。《针经》刺入二分，留三呼，灸三壮。窦氏针入三分，或透神门穴，灸二七壮。

阳谷二穴，火也。在手外侧宛中，兑骨下二分陷者中。手太阳脉所行，为经。《针经》刺入二分，留二呼，灸三壮。窦氏针入三分，灸七壮。

养老二穴，手太阳郄。在手踝上一空，腕后一寸陷中。《针经》刺入三分，灸三壮。

支正二穴，在手腕后五寸。手太阳络，别走少阴者。《针经》刺入三分，留七呼，灸三壮。窦氏针入一分，沿皮向前一寸半。一方以腕骨肘节为两端，居中是穴，当臂之中，故曰支正。

小海二穴，土也。在肘内大骨外，大筋内，去肘端五分陷中，屈手叉腰取之。手太阳脉所入，为合。《针经》刺入二分，留七呼，灸七壮。窦氏针入五分，灸二七壮。

肩贞二穴，在肩曲胛下，两骨解间，肩髃后陷中。《针经》刺入八分，灸三壮。窦氏针入一寸半，灸二七壮。

臑俞二穴，在肩髎①后，大骨下，胛上廉陷者中。手太阳、阳维、跷脉之会。举臂取之。《针经》刺入八分，灸三壮。

天宗二穴，在秉风后，大骨下陷者中。《针经》刺入五分，留六呼，灸三壮。

秉风二穴，夹天髎在外肩上小髃骨后，举臂有空。手阳明、太阳、手足少阳之会，举臂取之。《针经》刺入五分，灸五壮。

曲垣二穴，在肩中央曲胛陷者中，按之动脉应手。《针经》刺入八分或九分，灸十壮。

---

① 髎：原作"臑"，据《针灸聚英》卷一改。

肩外俞二穴，在肩胛上廉，去脊三寸陷者中。《针经》刺入六分，灸三壮。

肩中俞二穴，在肩胛内廉，去脊二寸陷者中。《针经》刺入三分，留七呼，灸三壮。

天窗二穴，一名窗笼。在颈大筋前，曲颊下，扶突穴后，动脉应手陷中。《针经》刺入六分，灸三壮。窦氏针入三分，灸七壮。

天容二穴，在耳下曲颊后。《针经》刺入三分，灸三壮。

颧髎二穴，一名兑骨。在面颊骨下廉陷者中。手少阳、太阳之会。《针经》刺入三分。禁不宜灸。

听宫二穴，在耳中珠子，大如赤小豆是穴。手足少阳、手太阳之会。谓之听宫者，宫阙之名，言在内也，居耳轮之内，故名宫。《针经》刺入三分，灸三壮。窦氏针入一分，轻弹出血。禁灸。

[点评] 听宫穴定位，从《内经》的描述来看，应在耳内。此外，手太阳经脉循行"入耳中"，以及《黄帝明堂经》听宫穴"刺入一分"的刺法也支持这种理论。但最晚在宋代，《铜人腧穴针灸图经》已将听宫穴定于耳外，明正统仿宋铜人也定于耳外，而此处曰"谓之听宫者，宫阙之名，言在内也，居耳轮之内，故名宫"，犹存宋以前定穴古法，此说出自《窦太师针经》，曰："谓听宫者，宫苑之名，源在内也，耳轮之内，故名宫也。"

小肠经穴法分寸歌

小肠少泽小指端，前谷外侧节前论，
节后陷中后溪是，掌尽外侧腕骨存，
腕中骨下阳谷讨，腕上一寸名养老，
支正腕后量五寸，小海肘端五分好，

肩贞在肩曲胛下 臑俞胛上夹肩杳，

天宗大骨下陷中，秉风髎后举有空，

曲垣肩中曲胛陷，肩外去脊三寸中，

肩中二寸大椎旁，天窗颊下动脉详，

天容耳下曲颊后，颧髎面颊兑端量，

听宫耳前如赤豆，一十九穴手太阳。

足太阳膀胱经图穴 十四

足太阳膀胱经穴法图

膀胱重九两二铢，纵广九寸。盛溺九升九合。

膀胱足太阳之脉，起于目内眦，上额交巅上。其支者，从巅至耳上角。其直者，从巅入络脑，还出别下项，循肩髆内，夹脊抵腰中，入循膂，络肾属膀胱。其支者，从腰中下夹脊贯臀，入腘中。其支者，从髆内左右，别下贯胛，夹脊内，过髀枢，循髀外后廉，下合腘中，以下贯踹内，出外踝之后，循京骨，至小趾外侧端。○是动则病冲头痛，目似脱，项如拔，脊痛腰似折，髀不可以曲，腘如结，踹如裂，是为踝厥。是主筋所生病者，痔，疟，狂癫疾，头颈项痛，目黄，泪出，鼽衄，项背腰尻腘踹脚皆痛，小趾不用。为此诸病，盛则泻之，虚则补之，热则疾之，寒则留之，陷下则灸之，不盛不虚，以经取之。盛者人迎大二倍于寸口，虚者人迎反小于寸口也。

足太阳膀胱经所发六十三穴 左右共一百二十六穴

睛明二穴，一名泪孔。在目内眦。手足太阳、足阳明之会。《针经》刺入六分，留六呼，灸三壮。一方：刺入一分半。窦氏针入一寸，禁灸。

东垣曰：刺太阳睛明出血，则目愈明。盖此经多血少气，故目瞖赤痛从内眦起者，刺之以宣泻太阳之热。

【点评】"东垣曰"以下文字引自高武《针灸聚英》，实则此文非李东垣之言，而出自张子和《儒门事亲》卷一《目疾头风出血最急说八》，曰："夫目之内眦，太阳经之所起，血多气少；目之锐眦，皆少阳经也，血少气多；目之上网，太阳经也，亦血多气少；目之下网，阳明经也，血气俱多。然阳明经起于目两傍，交鼻頞之中，与太阳、少阳俱会于目。惟足厥阴肝经，连于目系而已。故血太过者，太阳、阳明之实也；血不及者，厥阴之虚也。故血出者，宜太阳、阳明，盖此二经血多故也。少阳一经，不宜出血，血少故也。刺太阳、阳明出血，则目愈明；刺少阳出血，则目愈昏。"吴崑不察而传高武之误也。

攒竹二穴，一名光明，一名始光，一名圆柱，一名夜光。在两眉尖陷中。《针经》刺入三分，留六呼，灸三壮。窦氏针入一分，沿皮透鱼腰穴。

【点评】"窦氏针入一分，沿皮透鱼腰穴"，《窦太师针经》全文作"针入一分，沿皮向鱼腰穴。治目失明睛昏，先补后泻；目赤肿疼，宜泻，用三棱针出血三次妙"。鱼腰穴亦见于《窦太师针经》，曰："鱼腰二穴，在两眉中间是穴。针入一分，沿皮向外透鱼尾穴。治眼红肿痛，泻之，禁灸。"刺攒竹透鱼腰、刺鱼腰透鱼尾（即瞳子髎）也是现代针灸临床治疗目疾的常用刺法。

曲差二穴，一名鼻冲。夹神庭两旁各开一寸五分，在发际，正头取之。《针经》刺入三分，灸三壮。窦氏针入一分，沿皮向外透临泣穴，灸七壮。

五处二穴，在上星穴两旁各开一寸五分，上曲差一寸。《针经》刺入三分，禁不可灸。《铜人》灸三壮。《明堂》灸五壮。窦氏针入一分，沿皮向外透目窗穴，灸七壮。又宜三棱针出血。

【点评】"针入一分，沿皮向外透目窗穴，灸七壮。又宜三棱针出血"，《窦太师针经》原文作"针入一分，沿皮透率谷穴，灸七壮。治头风，鼻塞，目晕，头生疮，补泻。又宜三棱针出血妙"。

承光二穴，在五处后一寸五分，夹督脉两旁亦各一寸五分。《针经》刺入三分，禁不可灸。

通天二穴，一名天臼。在承光后一寸五分，夹督脉两旁亦各一寸五分。《针经》刺入三分，留七呼，灸三壮。

络却二穴，一名强阳，一名脑盖。在通天后一寸五分，夹督脉两旁亦一寸五分。《针经》刺入三分，留五呼，灸三壮。

玉枕二穴，在络却后一寸五分，夹脑户旁各一寸三分起肉枕骨上，入发际三寸。《针经》刺入三分，留三呼，灸三壮。

天柱二穴，在夹项后发际，大经①外廉陷者中。《甲乙》刺入三分，留六呼，灸三壮。《铜人》云：得气即泻。窦氏针入二寸半，左右相透，灸二七壮。

【点评】《神照集》所引《针灸甲乙经》文字皆标注作"针经"，此又标作"甲乙"，易引起误解。

大杼二穴，在项后第一椎下，两旁各开一寸五分陷者中，正坐取之。督脉别络，手足太阳之会。《针经》刺入五分，留七呼，灸七壮。窦氏针入一分，沿皮向外一寸半，灸七七壮。

风门二穴，一名热府。在背部第二椎下，两旁各开一寸五分陷者中，正坐取之。督脉、足太阳之会。《针经》刺入五分，留五呼，灸

① 大经：《针灸聚英》卷一作"大筋"。

三壮。窦氏针入一分，沿皮向外一寸半，灸五十壮。

肺俞二穴，在第三椎下，两旁各开一寸五分陷中。《针经》刺入三分，留七呼，灸三壮。窦氏针入一分，沿皮向外一寸半，灸五十壮。

心包俞二穴①，在第四椎下，两旁各开一寸五分陷中，正坐取之。《针经》刺灸缺。《铜人》针三分，灸七壮。窦氏针入一分，沿皮向外一寸半，灸七壮。

【点评】本穴命曰"心包俞"在传世文献中始见于本书，卷五同。所说"《针经》刺灸缺"，准确地说应作"《针经》此穴缺"。

心俞二穴，在第五椎下，两旁各开一寸五分。《针经》刺入三分，留七呼，得气即泻。禁不可灸。窦氏针入一分，沿皮向外一寸半，灸七壮。

【点评】"得气即泻。禁不可灸"系《铜人腧穴针灸图经》文字，此前当补"铜人"二字。

膈俞二穴②，即崔知悌患门穴，在第七椎下，两旁各开一寸五分。血之所会。《针经》刺入三分，留七呼，灸三壮。窦氏针入一分，沿皮向外一寸半，灸七壮。

肝俞二穴，在第九椎下，两旁各开一寸五分。《针经》刺入三分，留七呼，灸三壮。窦氏针入一分，沿皮向外一寸半，灸二七壮。

胆俞二穴，在第十椎下，两旁各开一寸五分。更广五分，即崔知悌四花旁二穴也。《针经》刺入五分，灸三壮。窦氏针入一分，沿皮向外一寸半。

---

①②二穴：原脱，据卷五补，与前后文例合。

脾俞二穴，在第十一椎下，两旁各开一寸五分。《针经》刺入三分，留七呼，灸三壮。窦氏针入一分，沿皮向外一寸半，灸五十壮。

胃俞二穴，在第十二椎下，两旁各开一寸五分。《针经》刺入三分，留七呼，灸三壮。窦氏针入一分，沿皮向外入寸半，灸二七壮。一方：随年为壮。

三焦俞二穴，在十三椎下，两旁各开一寸五分。《针经》刺入五分，灸三壮。窦氏针入一分，沿皮向外一寸半。禁灸。

肾俞二穴，在第十四椎下，两旁各开一寸五分。《针经》刺入三分，留七呼，灸三壮。窦氏针入一分，沿皮向外一寸半，灸五十壮至百壮。一方云：植杖度之，与脐平是穴。

大肠俞二穴，在第十六椎下，两旁各开一寸五分，伏而取之。《针经》刺入三分，留六呼，灸三壮。窦氏针入一分，沿皮向外一寸半，灸三七壮。

小肠俞二穴，在第十八椎下，两旁各开一寸五分，伏而取之。《针经》刺入三分，留六呼，灸三壮。窦氏针入一分，沿皮向外一寸半，灸三七壮。

膀胱俞二穴，在第十九椎下，两旁各开一寸五分，伏而取之。《针经》刺入三分，留六呼，灸三壮。窦氏针入一分，沿皮向外一寸半，灸三七壮。

中膂俞二穴，在第二十椎下，两旁各开一寸五分，夹脊胂而起，伏而取之。《针经》刺入三分，留六呼，灸三壮。

白环俞二穴，在第二十一椎下，两旁各开一寸五分。取法：挺身伏地，以两手支额，纵息，令皮肤俱缓，乃取其穴。《针经》刺入八分，得气即泻，泻讫多补之。禁不宜灸。窦氏针入一寸半，灸三七壮。

上髎二穴，在腰髁骨下一寸，第一空，夹脊陷中。足太阳、少阳之络。《针经》刺入三分，留七呼，灸三壮。

次髎二穴，在腰髁骨第二空，夹脊陷中。《针经》刺入三分，留七呼，灸三壮。

中髎二穴，在腰髁骨第三空，夹脊陷中。《针经》刺入三分，留十呼，灸三壮。

下髎二穴，在腰髁骨第四空，夹脊陷中，足太阳、少阳、厥阴所结。《针经》刺入三分，留十呼，灸三壮。

会阳二穴，一名利机。在阴尻骨两旁，去长强一分。《针经》刺入八分，灸五壮。

附分二穴，在第二椎下，附项内廉，去脊两旁各开三寸。手足太阳之会，正坐取之。《针经》刺入八分，灸五壮。

魄户二穴，在第三椎下，两旁各开三寸，上直附分，正坐取之。《针经》刺入三分，灸三壮。窦氏针入一分，沿皮向外一寸半，灸三七壮。一方云：得气即泻，又宜久留针。

膏肓二穴，在四椎下，微带五椎骨上，两旁各开三寸，正坐开肩取之。禁不宜针。灸三七壮至百壮。《针经》未有此穴。唐真人孙思邈始指而论之，无所不疗，一切痰饮虚损劳瘵，传尸骨蒸，痈疽发背并治之。窦文贞云：若针此穴，泄人五脏真气。是在所忌。昔秦和缓①不救晋侯之疾，以其病在膏之下，肓之上，针砭汤液皆所不及，即此穴也。一方云：灸膏肓二穴，宜取脐下气海、丹田、关元、中极，四穴中灸一穴以应之。又灸足三里，引火气下行，方为尽善。又曰：人言二十以上不宜灸膏肓，恐致虚火上炎；又多不针泻三里，是不经师授而妄作也。

【点评】"窦文贞云：若针此穴，泄人五脏真气。是在所忌"。

----

① 和缓：指医和、医缓二人。而论治晋侯之病者为医缓。

窦文贞，即窦汉卿，窦氏殁后被累赠太师，封魏国公，谥文正。《窦太师针经》曰："太师云若针此穴，泄人精气五脏，切忌……又曰：人言二十以上不宜灸膏肓，恐致虚火上炎；又多不针泻三里，是不经师授而妄作也。"《循经考穴编》作："此穴人年二十已后，方可灸之，仍灸足三里，引火气下行，以固其本。若未出幼而灸，恐火盛上焦，积为热病。近见医每不分老少，又多不针三里，以致火气上炎，是不经口授而妄作者也。"据此，吴崑所引"人言二十以上不宜灸膏肓"，当作"人言二十以下不宜灸膏肓"；又卷六《兼罗集》曰："膏肓，穴在四椎之下，五椎之上，各去中行三寸。积灸六百壮至千壮。应穴：三里"。可参看。

神堂二穴，在第五椎下，两旁各开三寸陷者中。《针经》刺入三分，灸五壮。

讠意讠喜二穴，在肩膊内廉，第六椎下，两旁各三寸，正坐取之。令病人呼"噫嘻"，其动应手。《针经》刺入六分，留七呼，灸五壮。一方云：多灸益善。

膈关二穴，在第七椎下，两旁各三寸陷中，正坐开肩取之。《针经》刺入五分，灸三壮。

魂门二穴，在第九椎下，两旁各开三寸，正坐取之。《针经》刺入五分，灸五壮。窦氏针入一分，沿皮向外一寸半，灸二七壮。

阳纲二穴，在第十椎下，两旁各三寸陷中，正坐开肩取之。《针经》刺入五分，灸三壮。

意舍二穴，在第十一椎下，两旁各三寸陷中，《针经》刺入五分，灸三壮。《铜人》灸五十壮至百壮。

胃仓二穴，在第十二椎下，两旁各三寸陷中。《针经》刺入五分，灸三壮。一方：灸五十壮。

肓门二穴，在第十三椎下，两旁各三寸，平巨阙。《针经》刺入五分，灸三壮。

【点评】关于"肓"的部位，《素问·腹中论》曰："肓之原在脐下。"《黄帝明堂经》曰："气海，一名下肓。"气海既谓之"下肓"，提示在其上部可能还有称作"肓"的部位，《黄帝明堂经》在脐旁载有"肓俞"一穴，而与"肓俞"相对应的腰背部的本穴名曰"肓门"。这样，"肓俞""肓门"与"下肓"三者位置关系非常明确，从而使我们对于《内经》中的"肓"之说有更完整的理解。而《太平圣惠方》引别书曰"《异经》云与鸠尾相直"，这显然是将"肓"之原与"膏（膈）"之原混淆了。《灵枢·九针十二原》曰："膏（膈）之原，出于鸠尾，鸠尾一。肓之原，出于脖胦，脖胦一。"可见，膏（膈）在上，肓在下，不能颠倒。后人不察，皆以讹传讹，吴崑也受此误导而添加"平巨阙"三字。

志室二穴，在第十四椎下，两旁各三寸陷者中，正坐取之。《针经》刺入五分，灸三壮。

胞肓二穴，在第十九椎下，两旁各三寸陷中，伏而取之。《针经》刺入五分，灸三壮。

秩边二穴，在第二十椎下，两旁各三寸陷者中，伏而取之。《针经》刺入五分，灸三壮。

承扶二穴，一名肉郄，一名阴阙，一名皮部。在尻臀下股阴上约纹中。《针经》刺入二寸，留七呼，灸三壮。

殷门二穴，在肉郄下六寸。《针经》刺入五分，留七呼，灸三壮。

浮郄二穴，在委阳上一寸，屈膝而展得之。《针经》刺入五分，灸三壮。

委阳二穴，在承扶下六寸，与殷门并，屈伸取之。出于腘中外廉两筋间，太阳之前，少阳之后，足太阳之别络也。为三焦下辅俞。《针经》刺入七分，留五呼，灸三壮。

【点评】委者，屈也；阳者，外也，屈膝时本穴在曲脉之外——腘横纹外端，故名委阳。腘中为"委中"，腘外为"委阳"；腘中又名"郄中"，郄之外侧为"郄阳"，郄之上方为"浮郄"，命名之意环环相扣。据穴名所示，委阳穴位于腘横纹外端，其上方一寸为浮郄，承扶下六寸为殷门，关系很明确。然而这本来十分明了的三穴位置关系，却因人为的误解而极端混乱。其实关于委阳穴的定位，《灵枢·本输》已经说得很明确，"在腘中外廉"，即足太阳与足少阳脉之间。但中国古代文献中关于委阳穴定位描述明确无误者，仅《医学纲目》《医学入门》，以及在经穴定位上传承《医学入门》的《经穴指掌图》三书而已。之所以绝大多数古人都理解错误，并由此间接导致了"殷门""浮郄"二穴的定位错误，造成许多混乱，关键是因为不明络穴与络脉的关系。

委中二穴，一名血郄，土也。在膝后约纹中央，两筋之间动脉是穴，伏卧取之。足太阳脉所入，为合。《针经》刺入五分。留七呼，灸三壮。窦氏针入二寸五分，禁灸。四畔紫脉上宜锋针出血，大经不宜出血。

【点评】委中穴刺法，元以前文献只言"出血"，如《铜人腧穴针灸图经》曰："治腰夹脊沉沉然，遗溺，腰重不能举体，风痹髀枢痛。可出血，痼疹皆愈。今附：委中者血郄也。热病汗不出，足热，厥逆满，膝不得屈伸，取其经血，立愈。"至元代《针灸玉龙经·玉龙歌》仍说："委中也是腰疼穴，任君取用两相通。委中：在膝后腘纹动脉中。针一寸，见血即愈。"而《窦太师针经》则强调只宜刺表浅之"血络""结络"，严禁刺大络大经，吴崑从其说，在《针方六集》多处强调这一点。从古今医家委中刺血的经验来看，如果针术不精，刺及深静脉或动脉，出血不畅或刺穿血管皆可造成内出血，或刺及动脉出血不止。《窦太师针经》应当是在总结大量这类临床误刺的经验教训的基础上提出了严格的刺血禁忌。对于没有足够丰富的诊脉刺脉经验的针灸医生而言，委中刺血仍以刺表浅血络为宜。

合阳二穴，在膝后约纹中央下二寸是穴。《针经》刺入六分，灸五壮。窦氏针入二寸半，灸二七壮。

承筋二穴，一名腨肠。在腨中央陷中。《针经》禁不可刺，灸三壮。

承山二穴，一名肉柱，一名鱼腰。在足兑腨肠下分肉间陷中。伏卧，用两足大指坚挺，乃取之。《针经》刺入七分，灸三壮。《明堂》云：得气即泻，速出针，灸不及针。窦氏针入二寸半，灸三七壮。

【点评】承山穴在兑腨肠下分肉，王冰曰："腨形势如卧鱼之腹，故曰鱼腹。"5卷本《铜人腧穴针灸图经》注曰："腨，谓胫之鱼腹也。""兑腨肠下分肉"即腓肠肌锐端（下端）两肌腹与肌腱交角处，形如山，故本穴一名鱼腹，一名肠山。关于承山穴取穴法，《针灸聚英》卷一引《针经》之文甚详，曰："《针经》云取穴须用两手高托按壁上，两足趾（跟）离地，用足大趾尖竖起，上看足兑腨肠下分肉间。"吴崑此处也是转引《针灸聚英》的取穴法。可见，古人虽然不具备现代解剖学关于肌肉的起止与功能的相关知识，但却总结出了非常实用的表面解剖学的取穴方法，此法至今仍是活体显示小腿腓肠肌的经典方法。

飞扬二穴，一名厥阳。在足外踝上七寸。足太阳络，别走少阴者。《针经》刺入六分，留七呼，灸三壮。

跗阳二穴，阳跷之郄。在足外踝上三寸，太阳前，少阳后，筋骨间。《针经》刺入六分，留七呼，灸三壮。

昆仑二穴，火也。在足外踝骨后下五分，足跟骨上陷中，动脉应手。足太阳脉所行，为经。《针经》刺入五分，留十呼，灸三壮。窦氏横透吕细穴，灸三七壮或五十壮。

仆参二穴，一名安邪，阳跷之本。在足后跟骨下陷中，拱足取之。《针经》刺入五分，留十呼，灸七壮。

申脉二穴，阳跷所生也。在足外踝下五分陷中，容爪甲许。一方云：取外踝尖下二寸，赤白肉际。《针经》刺入三分，留六呼，灸三壮。窦氏针入一寸，灸二七壮。申脉为八法之一，以其合阳跷，会督脉于内眦也。

金门二穴，一名关梁。在足外踝下陷中。足太阳郄，阳维别属也。《针经》刺入五分，灸三壮。

京骨二穴，在足外侧大骨下，赤白肉际陷中，按而得之。足太阳脉所过，为原。《针经》刺入三分，留七呼，灸三壮。窦氏针入五分，灸七壮。一方：虚实皆拔之①。

束骨二穴，木也。在足小趾外侧，本节后赤白肉际陷中。足太阳脉所注，为输。《针经》刺入三分，留七呼，灸三壮。

通谷二穴，水也。在足小趾外侧本节前陷中。足太阳脉所溜，为荥。《针经》刺入三分，留五呼，灸五壮。本节红肿，弹针出血；脚背红肿，锋针出血。一方云：五脏气乱于头，宜深取通谷、束骨。此知根结者也。

---

① 虚实皆拔之：此五字当移至"为原"后。参见"合谷"穴注。

【点评】"一方云：五脏气乱于头，宜深取通谷、束骨。此知根结者也"乃从高武《针灸聚英》转引李东垣之说，原文见《灵枢·五乱》，作："气在于头者，取之天柱、大杼；不知，取足太阳荥输。"

至阴二穴，金也。在足小趾外侧，去爪甲如韭叶。足太阳脉所出，为井。《针经》刺入一分，留五呼，灸五壮。窦氏针入一分，沿皮向后三分。

膀胱经穴法分寸歌

六十三穴膀胱经，目眦内角始睛明，
攒竹眉端陷中是，曲差寸五伴神庭，
五处挨排夹上星，承光五处后寸半，
通天络却一停匀，玉枕横夹于脑户，
一寸三分相旁助，天柱发际大筋外，
大杼在项一椎下，夹脊相去寸五分，
第一大杼二风门，肺俞三椎心包四，
心俞五椎之下论，督俞膈俞相梯级，
第六第七次第立，第八椎下穴无有，
肝俞相椎当第九，十椎胆俞脾十一，
十二椎下胃俞取，三焦肾俞气海俞，
十三十四十五主，大肠关元俞要量，
十六十七椎两旁，十八椎下小肠俞，
十九椎下寻膀胱，中膂内俞椎二十，
白环二十一椎当，上髎次髎中与下，
一空二空夹腰胯，并同夹脊四个髎，
载在针经人勿讶，会阳在尾髎骨旁，

相看督脉一分详，第二椎下外附分，

夹脊相去古法云，先除脊后量三寸，

不尔灸之能伤筋，魄户三椎膏肓四，

四椎微多五椎上，虚损灸之精神旺，

第五椎下索神堂，第六譩譆穴最强，

膈关第七魂门九，阳纲①意舍依次数，

胃仓肓门屈指弹，椎看十二与十三，

志室次之胞十九，秩边二十椎下详，

承扶臀下纹中央，殷门承扶下六寸，

浮郄一寸上委阳，委阳却与殷门并，

腘中外廉两筋乡，委中膝腘约纹里，

此下三寸寻合阳，承筋腨肠中央是，

承山腨下分肉陷，飞扬外踝上七寸，

跗阳踝上三寸量，金门正在外踝下，

昆仑踝后跟骨上，仆参跟骨后陷是，

申脉分明踝下容，京骨外侧大骨下，

束骨本节后陷中，通谷本节前陷索，

至阴小指外侧当。

[点评] 歌中实际所载 66 穴，较正文多"督俞""气海俞""关元俞"三穴，此三穴均见于明中期针灸铜人。明中期流行的十四经步穴歌即据此铜人编写，吴崑抄录此步穴歌，又据正文的经穴数将歌首句改作"六十三穴"。卷一《神照集》据《针灸聚英》载经穴及排列次序，而后者又是据《十四经发挥》编辑，因而使本经穴法分寸歌与正文载穴数及排列次序不相应。

---

① 阳纲：原作"阳光"，据《针灸大成》卷六改。

足少阴肾经图穴 十五

足少阴肾经穴法图

俞府
彧中
神藏
灵墟
神封
步廊
幽门
通谷
阴都
食关
商曲
肓俞
中注
四满
气穴
大赫
横骨
阴谷
筑宾
复溜
太溪　交信
照海
然谷
大钟
水泉　涌泉

肾有二枚，重一斤二两。主藏志。

肾足少阴之脉，起于小趾之下，斜走足心，出然谷之下，循内踝之后，别入跟中，以上贯腨内，出腘内廉，上股内后廉，贯脊，属肾络膀胱。其直者，从肾上贯肝膈，入肺中，循喉咙，夹舌本。其支者，从肺出络心，注胸中。○是动则病饥不欲食，面如漆紫①，咳唾则有血，喝喝而喘，坐而欲起，目䀮䀮如无所见，心如悬，若饥状，气不足则善恐，心惕惕如人将捕之，是为骨厥。是主肾所生病者，口热舌干，咽肿上气，嗌干及痛，烦心心痛，黄疸肠澼，脊股内后廉痛，痿厥嗜卧，足下热而痛。为此诸病，盛则泻之，虚则补之，热则疾之，寒则留之，陷下则灸之，不盛不虚，以经取之。灸则强食生肉，缓带被发，拽杖重履而步。盛者寸口大二倍于人迎，虚者寸口反小于人迎也。

足少阴肾经所发二十七穴 左右共五十四穴

涌泉二穴，木也。一名地冲。在足心陷中，屈足蜷指宛宛内，跪取之。一方云：蜷足第三缝中，与大趾本节平等。一方：用线于中趾量至后跟尽处，折中是穴。足少阴脉所出，为井。《针经》刺入三分，留三呼，灸三壮。《铜人》云无令出血。《明堂》云灸不及针。此各有

---

① 紫：卷四《旁通集》"揲八法四"同，《灵枢·经脉》作"柴"。

见。窦氏针入一分，沿皮向后三分。

然谷二穴，火也。一名龙渊。在足内踝前起大骨下陷中。足少阴脉所溜，为荣。太阴、跷脉之郄。《针经》刺入三分，留三呼，灸三壮。窦氏针入五分，灸二七壮。《甲乙》云：刺之多见血，使人立饥欲食。

【点评】"刺之多见血，使人立饥欲食"为《针灸甲乙经》文字，上文已标注引文出处"针经"，此又别出"甲乙"，这样的错误全书仅此一处。另有本卷天柱穴下，引《针灸甲乙经》之文未标注"针经"，而标作"甲乙"。有可能吴氏在写初稿时作"甲乙"，在编统时为突出《针灸甲乙经》的重要地位而改作"针经"，有一二处回改未尽。

太溪二穴，土也。一名吕细。在足内踝后，跟骨上动脉陷中。足少阴脉所注，为输。《针经》刺入三分，留七呼，灸三壮。窦氏针透昆仑穴，灸五十壮。东垣曰：治痿宜导湿热，不令湿土克肾水，其穴在太溪。

【点评】《窦太师针经》载吕细穴曰："太溪二穴，一名吕细，土也。在足内踝后，踝骨上动脉陷中。足少阴脉所注为俞。直透针昆仑穴，灸五十壮。"

照海二穴，阴跷脉所生。在足内踝骨下一寸，赤白肉际。《针经》刺入四分，留六呼，灸三壮。窦氏针入五分，灸二七壮。照海为八法之一，以其合阴跷、任脉于喉咙也。

大钟二穴，在足后跟冲中。足少阴络，别走太阳者。《针经》刺入二分，留七呼，灸三壮。窦氏针入三分，灸七壮。

水泉二穴，足少阴郄。去太溪穴一寸，在足内踝下。《针经》刺入四分，灸三壮。

复溜二穴，一名昌阳，一名伏白，金也。在足内踝上二寸，筋骨陷中。足少阴脉所行，为经。《针经》刺入三分，留三呼，灸五壮。

交信二穴，在足内踝上二寸，少阴前、太阴后，筋骨间，居复溜之后，二穴相平，前傍骨是复溜，后傍筋是交信，二穴止隔一筋。为阴跷之郄。《针经》刺入四分，灸三壮。

筑宾二穴，阴维之郄。在足内踝上六寸腨分中。《针经》刺入三分，灸五壮。

阴谷二穴，水也。在膝内辅骨后，大筋下，小筋上，按之动脉应手，屈膝取之，缝尖是穴。足少阴脉所入，为合。《针经》刺入四分，灸三壮。窦氏针入五分，灸二七壮。

横骨二穴，一名下极。在腹部大赫下一寸，肓俞下五寸。《针经》云：夹任脉两旁各五分，冲脉、足少阴之会。《针经》刺入一寸，灸五壮。

大赫二穴，一名阴维，一名阴关。在气穴下一寸，夹任脉两旁各五分。冲脉、足少阴之会。《针经》刺入一寸，灸五壮。

气穴二穴，一名胞门，一名子户。在四满下一寸，夹任脉各五分。冲脉、足少阴之会。《针经》刺入一寸，灸五壮。

四满二穴，一名髓府。在中注下一寸，夹任脉各五分。冲脉、足少阴之会。《针经》刺入一寸，灸五壮。

中注二穴，在肓俞下一寸，夹任脉各五分。冲脉、足少阴之会。《针经》刺入一寸，灸五壮。

肓俞二穴，在商曲下一寸，直脐中两旁各五分。冲脉、足少阴之会。《针经》刺入一寸，灸五壮。

商曲二穴，在食关下一寸，夹任脉各五分。冲脉、足少阴之会。《针经》刺入一寸，灸五壮。

食关二穴，在阴都下一寸，夹任脉各五分。冲脉、足少阴之会。《针经》刺入一寸，灸五壮。

【点评】"食关"，即"石关"穴，在《针方六集》除卷五有一处作"石关"外，均作"食关"，此穴名见于《窦太师针经》，吴崑尊而从之。

阴都二穴，一名食宫。在通谷下一寸，夹任脉各五分。冲脉、足少阴之会。《针经》刺入一寸，灸五壮。

通谷二穴，在幽门下一寸，夹任脉各五分。冲脉、足少阴之会。《针经》刺入五分，灸五壮。

幽门二穴，一名上门。在巨阙两旁各五分陷中。冲脉、足少阴之会。《针经》刺入五分，灸五壮。

○自横骨至幽门十一穴。《针经》云：夹任脉两旁各半寸。《千金方》云：幽门在巨阙旁半寸，肓俞直脐旁各五分，与《针经》符合。《明堂》穴法、王冰《素问》注：去中行一寸。《资生经》作夹任脉两旁一寸五分。诸家不同如此，今从上古《针经》，以五分为训。

【点评】关于腹部肾经穴距中行的横向距离，吴氏列出了三种不同的定位法。查《素问·气府论》王冰注腹部足少阴穴，均去中行任脉半寸，与《针经》相同，吴崑引文"去中行一寸"有误，不足据。关于腹部穴横向定位，元以前文献较一致，至元代，《十四经发挥》一书关于腹部穴的横向尺寸记载较混乱。足少阴经穴距中行的尺寸有三种不同的说法，其中"一寸"说见于《千金翼方》卷二十六，而相同的条文在《备急千金要方》卷三却作"一寸半"，《千金翼方》卷二十七也作"一寸半"，可见作"一寸"者系传抄之误。"一寸半"说法引自《针灸资生经》注文，而《十四经发挥》正文仍作"五分"，与宋以前诸家文献同。可见，肾经穴距中线的距离只有两种，其中作"一寸半"者只是一家言，且未被系统论述，故北宋王惟一编定《铜人腧穴针灸图经》时，未采是说，吴崑从之而曰"今从上古《针经》，以五分为训"。

步廊二穴，在神封下一寸六分陷者中，夹任脉两旁各二寸，仰而取之。《针经》刺入四分，灸五壮。

神封二穴，在灵墟下一寸六分陷中，夹任脉两旁各二寸，仰而取之。《针经》刺入四分，灸五壮。

灵墟二穴，在神藏下一寸六分陷中，夹任脉各二寸，仰而取之。《针经》刺入四分，灸五壮。

神藏二穴，在彧中下一寸六分陷中，夹任脉各二寸，仰而取之。《针经》刺入四分，灸五壮。

彧中二穴，在俞府下一寸六分陷中，夹任脉各二寸，仰而取之。《针经》刺入四分，灸五壮。窦氏针入一分，沿皮向外一寸半，灸二七壮。

俞府二穴，在巨骨下，去璇玑穴两旁各开二寸，仰而取之。《针经》刺入四分，灸五壮。窦氏针入一分，沿皮向外一寸半，灸二七壮。

肾经穴法分寸歌

涌泉屈足蜷趾取，肾经起处须记此，
然谷踝前大骨下，踝后跟上太溪主，
后跟冲中寻大钟，水泉溪下一寸许，
照海踝下阴跷生，踝上二寸复溜与，
溜旁筋骨取交信，筑宾六寸之端取，
阴谷膝内辅骨后，横骨有陷如仰月，
大赫气穴四满处，中注肓俞正夹脐，
每穴一寸逐一数，商曲食关上阴都，
通谷幽门一寸居，幽门寸半夹巨阙，
此去中行各五分，步廊神封过灵墟，
神藏彧中入俞府，各一寸六不差殊，
欲知俞府君当问，璇玑之旁各二寸。

心主手厥阴心包络经图穴<small>十六</small>

手厥阴心包络穴法图

心包络又名心主，心主乃无形之脏，故不及图。

手厥阴心包络之脉，起于胸中，出属心包络，下膈，历络三焦。其支者，循胸出胁，下腋三寸，上抵腋，下循臑内，行太阴、少阴之间，入肘中，下臂行两筋之间，入掌中，循中指出其端。其支者，别掌中，循小指次指，出其端。〇是动则病手心热，臂肘挛急，腋肿，甚则胸胁支满，心中憺憺大动，面赤目黄，喜笑不休。是主脉所生病者，烦心心痛，掌中热。为此诸病，盛则泻之，虚则补之，热则疾之，寒则留之，陷下则灸之，不盛不虚，以经取之。盛者寸口大一倍于人迎，虚者寸口反小于人迎也。

手厥阴心包络脉所发九穴 左右共一十八穴，一名手心主脉

天池二穴，一名天会。在乳后一寸，腋下三寸，着胁，直腋撅肋间。手厥阴、足少阳之会。《针经》刺入七分，灸三壮。

天泉二穴，一名天温。在曲腋下，去腋居臑间二寸，举臂取之。《针经》刺入六分，灸三壮。

曲泽二穴，水也。在手肘内廉下陷中，屈肘，得之横纹两筋中间，用手拄腰，便于下针。手厥阴脉所入，为合。《针经》刺入五分，留七呼，灸二七壮。

郄门二穴，手心主郄。在掌后，去腕五寸。《针经》刺入三分，灸三壮。

间使二穴，金也。在手掌后横纹上三寸，两筋间陷中。手厥阴心主脉所行，为经。《针经》刺入六分，留七呼，灸三壮。窦氏针透支沟穴。

内关二穴，在掌后横纹上二寸，两筋间陷中。手心主络，别走少阳者。握拳取之。《针经》刺入二分，灸五壮。窦氏针透外关穴。诸病宜吐不得吐者取此。内关为八法之一，以其合阴维，而会冲脉于心胸也。

大陵二穴，土也。在手掌后横纹两筋间陷中。手厥阴脉所注，为输。《针经》刺入二分，留七呼，灸三壮。

劳宫二穴，火也，一名五里。在掌中央动脉中，屈无名指点到处是穴。手厥阴脉所溜，为荣。《针经》刺入三分，留六呼，灸三壮。《明堂》云：得气即泻。又云：不可多灸，令人息肉日加。

中冲二穴，木也。在手中指之端，去爪甲如韭叶陷者中。手厥阴心主脉所出，为井。《针经》刺入一分，留三呼，灸一壮。窦氏针入一分，更沿皮向后三分，灸七壮。

心包络经部穴分寸歌

包络穴共一十八，乳后一寸天池索，

天泉腋下二寸求，曲泽中纹动脉觉，

郄门去腕上五寸，间使掌后三寸逢，

内关去腕乃二寸，大陵掌后两筋中，

劳宫掌内屈指取，中指之末是中冲。

手少阳三焦经图穴十七

手少阳三焦经穴法图

三焦者，喉咙至膈为上焦，膈下至脐为中焦，脐下至曲骨为下焦。五脏六腑皆三焦所贮，尽有形物也。前脏腑总图，皆其具耳。旧云三焦为无形之腑，恐不其然。谓之焦者，生物纳之皆成腐烂，故以为名。

三焦手少阳之脉，起于小指次指之端，上出两指之间，循手表腕，出臂外两骨之间，上贯肘，循臑外上肩，交出足少阳之后，入缺盆，布膻中，散络心包，下膈，历属三焦。其支者，从膻中上出缺盆，上颈，系耳后直上，出耳上角，以屈下颊至𬱖。其支者，从耳后入耳中，出走耳前，过客主人前，交颊，至目锐眦。○是动则病耳聋，浑浑焞焞，嗌肿喉痹。是主气所生病者，汗出，目锐眦痛，颊痛，耳后肩臑肘臂外皆痛，小指次指不用。为此诸病，盛则泻之，虚则补之，热则疾之，寒则留之，不盛不虚，以经取之。盛者人迎大一倍于寸口，虚者人迎反小于寸口也。

手少阳三焦经所发二十三穴左右共四十六穴

关冲二穴，金也。在手小指次指端，去爪甲角如韭叶。手少阳脉所出，为井。《针经》刺入一分，留三呼，灸三壮。窦氏针入一分，沿皮向后三分。

液门二穴，水也。在小指次指间陷者中。手少阳脉所溜，为荥。《针经》刺入三分，灸三壮。

中渚二穴，木也。在小指次指本节后五分陷者中。手少阳脉所注，为输。《针经》刺入二分，留三呼，灸三壮。窦氏针入一分，沿皮向后一寸半。

阳池二穴，一名别阳。在手表腕上陷中。手少阳脉所过，为原。《针经》刺入二分，留三呼，灸五壮。一方：透大陵，虚实皆拔之①。

---

① 虚实皆拔之：当移至"为原"后。参见"合谷"穴注。

肿痛宜弹针出血。

【点评】"肿痛宜弹针出血"出《窦太师针经》，原文作"手臂手腕肿痛，泻，弹针出血"。依本集体例，句首当补"窦氏"二字。

外关二穴，在腕后二寸陷者中，正坐覆手取之。手少阳络，别走心主者。《针经》刺入三分，留七呼，灸三壮。窦氏针透内关穴。外关为八法之一，以其合阳维而会带脉也。

支沟二穴，一名飞虎，火也。在手腕后三寸，两骨之间陷者中。手少阳脉所行，为经。《针经》刺入二分，留七呼，灸三壮。窦氏针透间使穴。

【点评】支沟透间使刺法见于杜思敬辑《针经摘英集》，名曰"双关刺"。

会宗二穴，手少阳郄。在腕后三寸，如外五分。《针经》刺入三分，灸三壮。

三阳络二穴，在臂上大交脉，支沟上一寸。《针经》禁刺，灸七壮。

四渎二穴，在肘前五寸外廉陷者中。《针经》刺入六分，留七呼，灸五壮。

天井二穴，土也。在肘尖骨上后一寸，两筋间陷中，屈肘拱胸取之。甄权：叉手按膝取之。手少阳脉所入，为合。《针经》刺入一分，留七呼，灸三壮。窦氏针入五分，灸二七壮。

清冷渊二穴，在肘上二寸，伸肘举臂取之。《针经》刺入三分，灸三壮。

消泺二穴，在肩下臂外，开腋斜肘分下。《针经》刺入六分，灸三壮。

臑会二穴，一名臑髎。在肩前廉，去肩端三寸。手阳明之络。一云：少阳、阳维之会。《针经》刺入五分，灸五壮。

肩髎二穴，在肩端臑上，斜举臂取之。《针经》刺入七分，灸三壮。

天髎二穴，在肩缺盆中，毖骨之间陷者中。善针者取缺盆上突起肉上针之；若误针陷处，伤人五脏气，令人咳逆喘。手少阳、阳维之会。《针经》刺入八分，灸三壮。

【点评】"善针者取缺盆上突起肉上针之；若误针陷处，伤人五脏气，令人咳逆喘"，此说引自高武《针灸聚英》，从描述的症状看，系刺穿胸膜引起气胸的症状。然而本穴如定位正确，针刺角度正确，不会针及胸膜而引起气胸；若取本穴偏内，加上针刺向内斜深刺，则有刺及胸膜的危险。针刺肩部穴最容易引起气胸的是肩井穴，对此古人早就观察到，并给出了预防及补救的措施。

天牖二穴，在颈大筋外，缺盆上，天容后，天柱前，完骨下，发际上。《针经》刺入一分，灸三壮。《铜人》针一寸，留七呼，不宜补，不宜灸。《明堂》针五分，得气即泻，泻尽更留三呼，泻三吸，不宜补。

翳风二穴，在耳后尖角陷中，按之引耳中，开口得穴。诸方先以铜钱二十文，令患人咬之，寻取穴。手足少阳之会。《针经》刺入四分，灸三壮。

瘈脉二穴，一名资脉。在耳本后鸡足青络脉。《针经》刺入一分，出血如豆许，灸三壮。

颅息二穴，在耳后青络中。《针经》刺入一分，出血如豆，多则杀人，灸三壮。

角孙二穴，在耳上廓外间，发际之下，开口有孔。手足少阳、手阳明之会。《针经》刺入二分，灸三壮。一云禁针。

耳门二穴，在耳前起肉，当耳缺陷中。《针经》刺入三分，留三呼，灸三壮。

和髎二穴，在耳前锐发下，横脉应手。手足少阳、手太阳之会。《针经》刺入三分，灸三壮。

丝竹空二穴，一名目髎。在眉后入发际陷中。《针经》刺入三分，留三呼。禁不宜灸，灸之不幸，令人目小及盲。窦氏治偏正头风，沿皮向后一寸五分，透率谷穴。治眼目赤肿，沿皮向前一寸五分，透瞳子髎穴，宜弹针出血。

【点评】“在眉后入发际”与《玉龙歌》《窦太师针经》同，乃窦氏取穴法，其他针灸书均无“入发际”三字。

三焦经部穴分寸歌

三焦名指外关冲，小指次指间液门，
中渚次指本节后，阳池表腕上陷中，
腕上二寸外关络，支沟腕上三寸约，
会宗三寸空中求，消详五分毋令错，
腕前四寸臂大脉，此是三阳络穴宅，
四渎腕前五寸量，天井肘上一寸侧，
腕上二寸清冷渊，消泺臂外腋肘分，
臑会肩端去三寸，肩髎肩端臑上斜，
天髎盆上毖骨际，天牖旁颈后天容，
翳风耳后尖角陷，瘈脉耳后鸡足青，
颅息耳后青脉内，角孙耳角开口空，

丝竹眉后陷中看，和髎耳前兑发横，

耳门耳前当耳缺，此穴禁灸分明说。

足少阳胆经图穴十八

足少阳胆经穴法图

胆在肝之短叶间，重三两三铢。盛精汁二合。

胆足少阳之脉，起于目锐眦，上抵头角，下耳后，循颈行手少阳之前，至肩上，却交出手少阳之后，入缺盆。其支者，从耳后入耳中，出走耳前，至目锐眦后。其支者，别锐眦，下大迎，合手少阳，抵于頔，下加颊车，下颈合缺盆，下胸中，贯膈络肝属胆，循胁里，出气冲，绕毛际，横入髀厌中。其直者，从缺盆下腋，循胸过季胁，下合髀厌中，以下循髀阳，出膝外廉，下外辅骨之前，直下抵绝骨之端，下出外踝之前，循足跗上，入小趾次趾之间。其支者，别跗上，入大趾间，循大趾歧骨内，出其端，还贯爪甲，出三毛。○是动则病口苦，善太息，心胁痛不能转侧，甚则面微有尘，体无膏泽，足反大热，是为阳厥。是主骨所生病者，头痛颔痛，目锐眦痛，缺盆中肿痛，腋下肿，马刀夹瘿，汗出振寒，疟，胸胁肋髀膝外至胫绝骨外踝前诸节皆痛，小指次指不用。为此诸病，盛则泻之，虚则补之，热则疾之，寒则留之，不盛不虚，以经取之。盛者人迎大一倍于寸口，虚者人迎反小于寸口也。

足少阳胆经所发四十四穴 <small>左右共八十八穴</small>

瞳子髎二穴，一名太阳，一名前关。在目外去眦五分，尖尽处是穴。手太阳、手足少阳之会。《针经》刺入三分，灸三壮。窦氏针入一分，沿皮向上透鱼腰穴。

听会二穴，在耳前陷中，上关穴下一寸，动脉应手，开口得穴。《针经》刺入四分，灸三壮。《铜人》得气即泻，不须补。窦氏横入四分。一方：口衔尺，方可下针，此为直入四分设也，盖衔尺有孔，便可下针故耳。

客主人二穴，一名上关。在耳前上廉起骨端，开口有孔乃取之。手足少阳、阳明之会。《针经》刺入三分，留七呼，灸三壮。刺不宜深，太深令人耳无闻。《明堂》针一分，留之，得气即泻。

颔厌二穴，在曲角下，颞颥上廉。颞颥小者，脑有空之名。手足少阳、阳明之会。《针经》刺入七分，留七呼，灸三壮。深刺令人耳聋。

【点评】"颞颥"之义有二：一指耳前动脉，另一指"脑空"穴别名。吴崑所说"颞颥小者，脑有空之名"乃误注为脑空穴名。

悬颅二穴，在曲角颞颥中，手足少阳、阳明之会。《针经》刺入三分，留七呼，灸三壮。深刺令人耳无闻。

悬厘二穴，在曲角颞颥下廉。手足少阳、阳明之会。《针经》刺入三分，留七呼，灸三壮。

曲鬓二穴，一名曲发。在耳上，入发际曲隅陷者中，鼓颔有空。足太阳、少阳之会。《针经》刺入三分，灸三壮。

率谷二穴，在耳上入发际一寸五分。足太阳、少阳之会。嚼而取之。《针经》刺入四分，灸三壮。窦氏针入一分，沿皮向前，透丝竹空穴。

天冲二穴，在耳上入发际二寸，如前三分。足太阳、少阳之会。《针经》刺入三分，灸三壮。

浮白二穴，在耳后入发际一寸。足太阳、少阳之会。《针经》刺入三分，灸三壮。

窍阴二穴，一名枕骨。在完骨上，枕骨下，摇动有空。足太阳、手足少阳之会。《针经》刺入四分，灸五壮。《难经》曰：髓会绝骨。非悬钟也，当作枕骨，乃此穴之谓。

【点评】以《难经》"髓会绝骨"为窍阴穴，此说出自高武，乃一家之说。

完骨二穴，在耳后，入发际四分。足太阳、少阳之会。《针经》刺入二分，留七呼，灸七壮。《明堂》依年为壮。

本神二穴，入发际四分，在曲差旁一寸五分，夹神庭两旁各三寸。足少阳、阳维之会。《针经》刺入三分，灸三壮。

阳白二穴，在眉上一寸，直瞳子。手足阳明少阳、阳维之会。《针经》刺入三分，灸三壮。

临泣二穴，当目上眦直入发际五分陷中。足太阳少阳、阳维之会，正视取之。《针经》刺入三分，留七呼，灸五壮。

目窗二穴，一名至荣。在临泣后一寸。足少阳、阳维之会。《针经》刺入三分，灸五壮。《铜人》云三度刺之，目大明。

正营二穴，在目窗后一寸。足少阳、阳维之会。《针经》刺入三分，灸五壮。

承灵二穴，在正营后一寸五分。足少阳、阳维之会。《针经》刺入三分，灸五壮。

脑空二穴，一名颞颥。在承灵后一寸五分，夹玉枕骨下陷者中。足少阳、阳维之会。《针经》刺入四分，灸五壮。《铜人》云：得气即泻。魏武患头风，发即心乱目眩，针脑空立愈。

风池二穴，在脑空后大筋上，发际陷中，夹风府两旁各开二寸，按之引于耳中。足少阳、阳维之会，阳跷之所入也。《针经》刺入三分，留三呼，灸三壮。一方：累灸百壮。《明堂》云灸不及针。窦氏针入七分，或横针三寸半。

肩井二穴，一名膊井。取法：肩上陷是缺盆，其上一寸半是柱骨，如取左穴，用本人右手小指，按于左肩柱骨尖上，干排三指，取中指下第一节中是穴；取右穴亦如是。足少阳、阳维之会。《针经》刺入五分，灸三壮。窦氏针入二寸半，灸二七壮。

渊液二穴，一名泉液。在腋下三寸宛宛中。举臂取之。《针经》刺入三分，禁不可灸，灸之不幸，生肿蚀马刀，内溃者死，寒热马疡可治。

辄筋二穴，在腋下三寸，复前行一寸，着胁陷中。《针经》刺入六分，灸三壮。

日月二穴，一名神光，胆募也。在期门穴下五分，夹任脉两旁各四寸，平蔽骨，足太阴、少阳之会。《针经》刺入七分，灸五壮。窦氏针入一分，沿皮向外一寸半。

京门二穴，一名气俞，一名气府，肾之募也。在监骨下腰中，胁脊季肋下一寸八分。《针经》刺入三分，留七呼，灸三壮。窦氏针入一分，沿皮向外一寸半，灸七壮。

带脉二穴，在季胁下一寸八分。足少阳、带脉之会。《针经》刺入六分，灸五壮。

五枢二穴，在带脉下三寸，环跳上五寸。一曰：在水道穴旁一寸五分，是夹任脉两旁三寸五分也。足少阳、带脉之会。《针经》刺入一寸，灸五壮。窦氏针入一寸半，灸二七壮。

【点评】"在带脉下三寸，环跳上五寸。一曰：在水道穴旁一寸五分"，此说辑自《窦太师针经》。而本集所录经穴部位多据高武《针灸聚英》为正文，此穴直接以《窦太师针经》为正文，与全书体例不合。

维道二穴，一名外枢。在章门下五寸三分。足少阳、带脉之会。《针经》刺入八分，灸三壮。

居髎二穴，在章门下八寸三分，髂骨上陷中，居腹部，度与环跳穴上一寸相平。足少阳、阳跷之会。《针经》刺入八分，灸三壮。

环跳二穴，一名髀骨，一名分中。在髀枢中，侧卧，屈上足，伸下足，以左手按穴，右手摇撼取之，穴在陷中。足少阳、太阳之会。《针经》刺入一寸，留二十呼，灸五十壮。窦氏针入三寸半。已刺不可摇，恐伤针。○唐仁寿宫患脚气偏风，甄权奉敕针环跳、阳陵泉、阳辅、巨虚下廉，而能起行。环跳穴痛者，恐生附骨疽。

【点评】"已刺不可摇，恐伤针"非《窦太师针经》文字，《针灸聚英》此句前有"指微"二字，当据补。

风市二穴，《针经》无之，《千金方》有风市。取法：在膝上七寸，股外侧两筋间，垂手中指点到处是穴。针入五分，灸五十壮。

中渎二穴，在髀骨外，膝上五寸分肉间陷中。《针经》刺入五分，留七呼，灸五壮。

阳关二穴，在阳陵泉上三寸，犊鼻外陷者中。《针经》刺入五分，禁不可灸。

阳陵泉二穴，土也。在膝下一寸，胻外廉陷者中，是为筋会。足少阳脉所入，为合。《针经》刺入六分，留十呼，灸三壮。窦氏针入二寸半，横透阴陵泉，得气即泻，宜久留针。

阳交二穴，一名别阳，一名足髎。阳维之郄。在足外踝上七寸，斜属三阳分肉间。《针经》刺入六分，留七呼，灸七壮。窦氏针入二寸半，透中都穴，灸二七壮。

外丘二穴，在外踝上七寸，与阳交平，差后一寸。足少阳郄。《针经》刺入三分，灸三壮。

光明二穴，在足外踝上五寸陷中。足少阳络，别走厥阴者。《针经》刺入六分，留七呼，灸五壮。窦氏针入二寸半，透蠡沟穴，灸七壮。

阳辅二穴，一名分肉，火也。在足外踝上四寸，辅骨前，绝骨端，如前三分，去丘墟七寸。足少阳脉所行，为经。《针经》刺入五分，留七呼，灸三壮。窦氏针入二寸半。

悬钟二穴，一名绝骨。在足外踝上三寸，动脉是穴。足三阳络，按之阳明脉绝。《针经》刺入六分，留七呼，灸五壮。窦氏针入二寸半，灸三七壮。

丘墟二穴，在足外廉踝下，如前三分陷中，去临泣穴三寸。足少阳脉所过，为原。《针经》刺入五分，留七呼，灸三壮。虚实皆拔之。

临泣二穴，木也。在足小趾次趾本节外侧后，筋骨缝陷者中，去侠溪穴一寸五分。足少阳脉之所注也，为输。《针经》刺入二分，留五呼，灸三壮。窦氏针入五分，出血水，针随皮过一寸。临泣为八法之一，以其连带脉，行目锐，而会阳跷也。

地五会二穴，在足小趾次趾本节后陷中，去侠溪一寸。《针经》刺入三分，禁不可灸，灸之令人瘦，不出三年死。

侠溪二穴，水也。在足小趾次趾二歧骨间，本节前陷中。足少阳脉之所溜也，为荥。《针经》刺入三分，留三呼，灸三壮。

窍阴二穴，金也。在足小趾次趾端，去爪甲如韭叶。足少阳脉之所出也，为井。《针经》刺入三分，留三呼，灸三壮。窦氏针入一分，沿皮向后三分。

胆经穴法分寸歌

少阳瞳子髎目外，耳前陷中寻听会，
客主耳前开有空，悬颅曲角颞颥中，
悬厘脑空下廉揣，颌厌脑空上廉看，
曲鬓偃耳正尖上，率谷耳发寸半安，
本神差旁一寸半，入发际中四分是，
阳白眉上一寸取，记真瞳子睛明贯，
临泣有穴当两目，直入发际五分属，
目窗正营各一寸，承灵营后寸五录，
天冲耳上二寸居，浮白发际一分殊，
完骨耳后际四分，窍阴枕下动有空，
脑空正夹玉枕骨，风池脑后发际陷，
肩井柱骨旁有空，渊液腋下三寸中，
辄筋渊前平半寸，日月期门下五分，
京门胁脊监骨下，带脉季胁寸八分，
五枢带下三寸断，维道章下五寸三，
居髎章下八寸三，环跳髀枢宛宛中，
两手着腿风市攻，中渎膝上五寸逢，
阳关阳陵上三寸，阳陵膝侧一寸下，
阳交外踝斜七寸，外丘踝上七寸正，
光明外踝上五寸，阳辅踝上又四寸，
悬钟三寸动脉中，丘墟踝前陷中出，
临泣后侠溪寸半，五会小趾次趾本，
侠溪小趾歧骨间，窍阴小趾次趾端。

足厥阴肝经图穴 十九

足厥阴肝经穴法图

期门
章门
阴廉
五里
阴包
膝关
蠡沟
中封
太冲
行间
大敦
曲泉
中都

肝重四斤四两，左三叶，右四叶，凡七叶。主藏魂。

肝

肝足厥阴之脉，起于大趾丛毛之上，循足跗上廉，去内踝一寸，上踝八寸，交出太阴之后，上腘内廉，循股阴入毛中，环阴器，抵少腹，夹胃，属肝络胆，上贯膈，布胁肋，循喉咙之后，上入颃颡，连目系，上出额，与督脉会于巅。其支者，从目系下颊里，环唇内。其支者，复从肝别贯膈，上注肺。○是动则病腰痛不可以俯仰，丈夫㿉疝，妇人少腹肿，甚则嗌干，面尘脱色。是主肝所生病者，胸满呕逆，飧泄，狐疝，遗溺闭癃。为此诸病，盛则泻之，虚则补之，热则疾之，寒则留之，陷下则灸之，不盛不虚，以经取之。盛者寸口大一倍于人迎，虚者寸口反小于人迎也。

足厥阴肝经所发一十三穴 _{左右共二十六穴}

大敦二穴，木也。在足大趾端，直甲后，去爪甲如韭叶，及三毛中。足厥阴脉之所出也，为井。《针经》刺入三分，留十呼，灸三壮。窦氏针入一分，沿皮向后三分，灸三七壮。

行间二穴，火也。在足大趾歧骨间动脉陷中。足厥阴脉之所溜也，为荥。《针经》刺入六分，留十呼，灸三壮。膝头足跗红肿，并宜出血，浮肿宜出水。

【点评】"膝头足跗红肿，并宜出血，浮肿宜出水"，引自《窦太师针经》，据本集引文例，句首当补"窦氏"二字。

太冲二穴，土也。在足大趾本节后内间二寸陷中，动脉应手，或曰一寸五分陷中。足厥阴脉之所注也，为输。《针经》刺入三分，留十呼，灸三壮。窦氏刺入五分。

中封二穴，一名悬泉，金也。在足内踝前一寸，筋里陷中，仰足取之。足厥阴脉之所行也，为经。《针经》刺入四分，留七呼，灸三壮。

蠡沟二穴，一名交仪。足厥阴络，别走少阳者。在足内踝上五寸。《针经》刺入三分，留三呼，灸三壮。窦氏针入二寸半，横透光明穴，灸二七壮。

中都二穴，足厥阴郄。在内踝上七寸䯊中，与太阴相直。《针经》刺入三分，留六呼，灸五壮。窦氏针入二寸半，横透阳交穴。

膝关二穴，一名阴关。在膝盖骨下内侧陷中，与犊鼻平，相去二寸。《针经》刺入四分，灸五壮。窦氏横透阳关穴。

曲泉二穴，水也。在膝内辅骨下，大筋下小筋上陷者中，出膝横纹尽处是穴。足厥阴脉之所入也，为合。《针经》刺入六分，留十呼，灸三壮。窦氏针入一寸半。

阴包二穴，在膝上四寸，股内廉两筋间。足厥阴别络，蜷足取之，膝内侧虚陷中是穴。《针经》刺入六分，灸三壮。

五里二穴，在阴廉下一寸，去气冲三寸，去外廉二寸，阴股中动脉。《针经》刺入六分，灸五壮。窦氏针入二寸五分。

阴廉二穴，在羊矢下_{羊矢者，肤中有核如羊矢也}[1]，去气冲二寸动脉中。《针经》刺入八分，灸三壮。

章门二穴，脾之募也。一名长平，一名季胁，一名胁髎。在大横外直季胁端，肘尽处是穴，夹下脘两旁各九寸，侧卧屈上足，伸下足，举臂取之。足少阳、厥阴之会。《针经》刺入八分，留六呼，灸三壮。《铜人》累灸百壮。经曰脏会章门，以其能统五脏之气故也。

期门二穴，肝之募也。在乳下第二肋端，夹不容穴旁一寸五分。足太阴、厥阴、阴维之会。举臂取之。《针经》刺入四分，灸五壮。窦氏针入二分，沿皮向上一寸半。

肝经穴法分寸歌

大敦拇趾丛毛际，行间缝尖动脉处，

---

① 羊矢者，肤中有核如羊矢也：原作大字，据文义，当作注文，故改作小字。

太冲本节后二寸，中封内踝前一寸，

蠡沟内踝上五寸，中都内踝上七寸，

膝关犊平二寸所，曲泉屈膝横纹尽，

阴包膝髌上四寸，在股内廉两筋间，

五里气冲下三寸，阴廉穴在横纹胯，

章门脐上二寸量，横在季肋看两旁，

期门不容旁寸半，上直两乳二肋详。

督脉图穴二十

奇经督脉穴法图

督之为言都也，行背部之中行，为诸阳之都纲，奇经八脉之一也。

督脉者，起于下极之俞，并于脊里，上至风府，入属于脑，上巅，循额，至鼻柱，经素髎，历水沟、兑端，至龈交而终焉。为阳脉之海也。○是病脊强而厥。

督脉所发二十七穴

长强一穴，一名气之阴郄，一名撅骨。伏而取之。督脉别走任脉者，在脊骶端。足少阴、少阳所会。《针经》刺入三分，留七呼，灸三壮。刺之大痛无喜是穴。一方：灸三十壮，累灸至二百壮。

腰俞一穴，一名背解，一名髓空，一名腰柱，一名腰户。在二十一椎下间，患人昂首伏地，纵四体，乃取其穴。《针经》刺入二分，留七呼，灸五壮。一方刺八分，灸七七壮。

【点评】所说"一方刺八分，灸七七壮"，并前"长强"穴以及后"神道""身柱"穴下所引"一方"，皆据《针灸聚英》转引自《铜人腧穴针灸图经》，依本集引文例，引文出处当标明"铜人"，而不是"一方"。

阳关一穴，在第十六椎下间，坐取之。《针经》刺入五分，灸三壮。

【点评】《针灸甲乙经》未载"阳关"穴，此处刺灸法文字"《针经》刺入五分，灸三壮"，实从《针灸聚英》中转引《铜人腧穴针灸图经》之文，依本集引文例当标作"《铜人》"。

命门一穴，一名属累。在第十四椎下间，伏而取之。《针经》刺入五分，灸三壮。

悬枢一穴，在第十三椎下间，伏取之。《针经》刺入三分，灸三壮。

脊中一穴，一名神宗，一名脊俞。在第十一椎下间，俯而取之。

《针经》刺入五分。禁不可灸，灸之令人伛偻。

筋缩一穴，在第九椎下间，俯而取之。《针经》刺入五分，灸三壮。

至阳一穴，在第七椎下间，俯而取之。《针经》刺入五分，灸三壮。

灵台一穴，在第六椎下间。禁不可灸，上古无主治。

【点评】《针灸大成》载灵台穴主治曰："今俗灸之，以治气喘不能卧，火到便愈。"

神道一穴，在第五椎下间，俯而取之。《针经》刺入五分，留五呼，灸三壮。一方：灸七壮，累至百壮。

身柱一穴，在第三椎下间，俯取之。《针经》刺入五分，留五呼，灸三壮。一方：灸七七壮，止百壮。

陶道一穴，在第二椎下间，俯而取之。督脉、足太阳之会。《针经》刺入五分，留五呼，灸五壮。

大椎一穴，一名百劳。在第一椎下陷者中。手足三阳、督脉之会。《针经》刺入五分，灸九壮。窦氏灸二七壮。

【点评】"大椎一穴，一名百劳"，见于《窦太师针经》，书曰："百劳一穴，一名大椎。在背部第一椎骨尖上陷中是穴……《素注》云：人有项骨三椎，脊骨二十一椎。通赅二十四椎，以按二十四气。然则除项骨三椎外，第四节所谓一椎即百劳，以至尾骶廿一椎。"从大量古代文献描述可得如下判断：第一，作为骨名，"大椎"又作"大杼"（"椎骨"也作"杼骨"），是指第一胸椎，古籍中或曰"大椎，一名百劳"，或曰"大杼，一名百劳"，皆源于此；第二，作为穴名，"大椎"在第一胸椎棘突上凹陷中；第三，古人通过在活体触摸的方法确定椎节，颈椎只辨出三椎，称项骨，又称"柱骨""天柱骨"或"崇骨"，第四椎高大者为"第一椎"，名"大椎"，而最高大者为与大椎骨相邻的崇骨，即第七颈椎。

哑门一穴，一名舌横，一名舌厌。在风府后五分，入发际五分，项中央宛宛中，仰头取之。督脉、阳维之会，入系舌本。《针经》刺入四分，不可更深。不可灸，灸之令人哑。

风府一穴，一名舌本。在项后，入发际一寸，大筋内宛宛中，去脑户一寸五分，疾言其肉立起，言休其肉立下。督脉、阳维之会。《针经》刺入四分，留三呼。禁不可深，不可灸，逆之令人暗。

脑户一穴，一名匝风，一名合颅。在枕骨上，强间下一寸五分。督脉、足太阳之会。《针经》刺入三分，禁不可深，深刺中脑立死。禁不可妄灸，妄灸令人哑。

强间一穴，一名大羽。在后顶后一寸五分。《针经》刺入三分，灸五壮。

后顶一穴，一名交冲。在百会后一寸五分，枕骨上是穴。《针经》刺入四分，灸五壮。

百会一穴，一名三阳五会，一名天满。在前顶后一寸五分顶中央，直两耳尖，陷可容指。北溪陈氏曰：略退纤子，犹天之极星居北。一方，以草前后齐发际量折当中是穴。手足三阳、督脉之会。《针经》刺入三分，灸三壮。窦氏针入二分，前病者沿皮向前一寸，后病者沿皮向后一寸，左右如法，灸七壮。

前顶一穴，在囟会后一寸五分，骨间陷中。《针经》刺入四分，灸五壮。

囟会一穴，在上星后一寸骨间陷中。《针经》刺入四分，灸五壮。小儿八岁以下，囟会未合。刺之恐伤其骨，令人夭。风热上攻，宜出血。

上星一穴，在颅上直鼻中央，入发际一寸，陷中可容豆。一方：以掌后横纹按于鼻尖，中指点到处是穴。《针经》刺入三分，留六呼，灸三壮。

神庭一穴，入发际五分，直鼻。督脉、足太阳、阳明之会。《针经》禁勿刺，令人癫疾，目失明。灸三壮。张子和曰：目痛目肿翳肿，针神庭、上星、囟会、前顶，翳者可使立退，肿者可使立消，此以邪气作实而弗禁针也。

素髎一穴，一名面王，在鼻端。《针经》刺入三分。禁灸。

水沟一穴，一名人中。在鼻柱下三分，口含水，凸珠是穴。督脉、手足阳明之会，直唇取之。《针经》刺入三分，留七呼，灸三壮。

兑端一穴，在唇上端。《针经》刺入三分，留六呼，灸三壮。

龈交一穴，在唇内，上齿龈缝中。督、任、足阳明之会。《针经》刺入三分，灸三壮。

督脉经穴分寸歌 歌内增神聪四穴，亦太医所传，累用神良，今并存之

龈交唇内龈缝间，兑端正在唇中央，
水沟鼻下沟内索，素髎宜向鼻端详，
头形北高南面下，先以前后发际量，
分为一尺有二寸，发上五分神庭当，
庭上五分上星位，囟会星上一寸强，
上至前顶一寸半，寸半百会居中央，
神聪百会四面取，各开一寸风痫主，
后顶强间脑户三，相去脑户一寸五，
后发五分定哑门，门上五分定风府，
上有大椎下尾骶，分为二十有一椎，
古来自有折量法，针经凛凛不可欺，
九寸八分分之七，每椎一寸四分一，
上之七节如是推，中之七节依法量，
一寸六分一厘强，每椎一寸二分六，
下之七节忒真详，共长三尺少四厘，
此是督脉脊中央，大椎第一节上是，

节下便为陶道知，身柱第三椎节下，
神道第五无足疑，灵台第六至阳七，
筋缩第九椎下司，脊中在脊十一椎，
悬枢命门十三四，阳关十六椎下看，
二十一椎腰俞参，其下长强趺地取，
痔疾主之效不难。

任脉图穴二十一

奇经任脉穴法图

任之为言妊也，行腹部中行，为夫人生养之本，奇经八脉之一也。

任脉者，起于中极之下，以上毛际，循腹里，上关元，至咽喉承浆，环唇上，至龈交，分系目系，会承泣而终焉。为阴脉之海。○是病其内若结，男子为七疝，女子为瘕聚。气盛则充肤热肉，血盛溢灌皮肤，生毫毛，妇人月事数下。冲任有亏，脉不荣于口唇。内宦以刑身，伤其冲任，故髭须并不生焉。

任脉所发二十四穴

会阴一穴，一名屏翳，一名海底。在两阴之间。男人取阴囊后尽处中缝是穴。任、督、冲三脉所会。《针经》刺入二寸，留三呼，灸三壮。

曲骨一穴，在脐下五寸，中极下一寸，横骨之上，毛际之中，动脉应手是穴。任脉、足厥阴之会。《针经》刺入一寸五分，留七呼，灸三壮。窦氏针入一寸五分，灸三七壮。

中极一穴，一名气原，一名玉泉。膀胱募也。在脐下四寸。足三阴、任脉之会。《针经》刺入二寸，留七呼，灸三壮。一方：灸五十壮，宜三灸之。

【点评】"一方：灸五十壮，宜三灸之"并以下"关元""石门"穴所引之"一方"皆出自《窦太师针经》，依例"一方"当作"窦氏"二字。

关元一穴，一名次门，一名下纪。在脐下三寸。小肠募也。足三阴、任脉之会。《针经》刺入二寸，留七呼，灸三壮。一方：灸五十壮，累百壮。

石门一穴，一名利机，一名精露，一名丹田，一名命门。在脐下二寸，三焦募也。《针经》刺入五分，留十呼，灸三壮。一方：灸五十壮，女子禁不可刺灸，令人绝子。

气海一穴，一名脖胦，一名下肓。在脐下一寸五分。《针经》刺入一寸三分，灸五壮。一方：灸五十壮，止百壮。是穴为生气之原，诸虚不足，并宜取之。

阴交一穴，一名横户①，一名少关。在脐下一寸，当膀胱上口。足三阴、冲、任之会。《针经》刺入八分，灸五壮。窦氏针入二寸五分，灸五十壮。

神阙一穴，一名气舍，一名维会。在脐中。禁不可刺，刺之令人恶疡，遗矢者死不治。灸一百壮。徐平仲中风不苏，桃源簿为灸脐中百壮，始苏。

水分一穴，在下脘下一寸，脐上一寸。《针经》刺入一寸，灸五壮。窦氏针入二寸，灸七七壮，止百壮。一方：水胀病灸百壮大良，禁针，针之水出尽死矣。

【点评】"一方：水胀病灸百壮大良，禁针，针之水出尽死矣"说见《铜人腧穴针灸图经》，依例"一方"当标作"铜人"二字。关于水分穴禁针说，《针灸资生经》注曰："《明堂》云：若是水病，灸之大良，针入五分。而《铜人》云：若是水病，灸之大良，禁不可针。针水尽即毙。是又不可针矣。恐人但知《明堂》之可针，不知《铜人》不可针也，于是书之，以示世医云。"关于单纯性腹水的针刺治疗，《灵枢·四时气》有详细的操作程式，"徒水，先取环谷下三寸，以铍针针之，已刺而筒之，而纳之，入而复之，以尽其水，必坚来（束），［束］缓则烦悗，来（束）急则安静，间日一刺之，水尽乃止。饮闭药，方刺之时徒饮之，方饮无食，方食无饮，无食他食，百三十五日"，这是世界最早针刺腹

① 横户：原作"横尸"，据《针灸聚英》卷一改。

水放水疗法，比现代医学的"腹膜腔穿刺术"早了近两千年。保
证针刺放腹水安全的要点有二：其一，用宽布带一条，围在患者
上腹，以便放水时逐渐拉紧加压，防止放腹水后，腹内压骤然降
低，内脏血管扩张，发生虚脱，此所谓"必坚束，束缓则烦悗，束
急则安静"；其二，对有大量腹水患者，一次放水不宜过多、过快，
一般不应超过 3000～5000ml（首次不超过 1000～2000ml），此所谓
"间日一刺之"。如果不注意这两点，的确会发生意外，造成死亡。
可能后人忽略了或没有严格执行《灵枢》制订的针刺治疗腹水的操
作规范，在应用时出现死亡事故，故《铜人腧穴针灸图经》提出"禁
针"。但如果针刺水分，且用毫针刺五分深，则不会有危险。

下脘一穴，在建里下一寸，脐上二寸。足太阴、任脉之会。《针
经》刺入一分，灸五壮。窦氏针入二寸五分，灸五十壮。

建里一穴，在中脘下一寸，脐上三寸。《针经》刺入五分，灸五
壮。窦氏针入二寸五分，灸五十壮。

中脘一穴，一名太仓，一名上纪。胃之募也。居膻中与脐之中，
在上脘下一寸，脐上四寸。手太阳、少阳、足阳明、任脉之会。又
曰：腑会中脘。《针经》刺入八分，灸七壮。窦氏针入二寸五分，灸
三七壮，止百壮。

【点评】"居膻中与脐之中"，依此定位，则"中脘"部位反在"上
脘"之上，显然有误。文中"膻中"应据《针灸聚英》作"心蔽骨"。

上脘一穴，在巨阙下一寸五分，去蔽骨三寸，脐上五寸。手足阳明、
任脉之会。《针经》刺入八分，灸五壮。窦氏针入二寸五分，灸五十壮。

巨阙一穴，心之募也。在鸠尾下一寸。《针经》刺入六分，留七
呼，灸五壮。窦氏针入二寸五分，针头向下施。

鸠尾一穴，一名尾翳，一名𩨹骭。在臆前蔽骨下五分。任脉之

别，膏肓之原也。《针经》禁刺灸。一方：刺三分，灸三壮。窦氏针入一寸五分，针头向下施，禁不宜直入。人无蔽骨者，从歧骨际下行一寸是穴，非高手不能下。

中庭一穴，在膻中穴下一寸六分陷中，仰以取之。《针经》刺入三分，灸五壮。

膻中一穴，在玉堂下一寸六分陷中，居两乳间，是为气之所会，仰卧取之。《针经》刺入三分，灸五壮。

玉堂一穴，一名玉英。在紫宫下一寸六分陷中，仰头取之。《针经》刺入三分，灸三壮。

紫宫一穴，在华盖下一寸六分陷中，仰头取之。《针经》刺入三分，灸五壮。

华盖一穴，在璇玑下一寸陷中，仰头取之。《针经》刺入三分，灸五壮。

璇玑一穴，在天突下一寸陷中，仰头取之。《针经》刺入三分，灸五壮。

天突一穴，一名玉户。在颈结喉下三寸中央宛宛中。阴维、任脉之会。仰头取之。《针经》刺入一寸，留七呼，灸三壮。针头宜向下施，所谓直下是也。

廉泉一穴，一名本池。在颔下，结喉上，舌本下。阴维、任脉之会。《针经》刺入三分，留三呼，灸三壮。一方：刺入一寸，低针取之。

承浆一穴，一名悬浆。在颐前唇下三分陷中，足阳明、任脉之会。合口取之。《针经》刺入三分，留六呼，灸三壮。

《灵枢·本输篇》云：任脉一，次足阳明人迎二，次手阳明扶突三，次手太阳天窗四，次足少阳天容五，次手少阳天牖六，次足太阳天柱七，次于督脉之风府。故七穴皆主暴喑喉痹，咽中诸疾。

【点评】《灵枢·本输》原文作"缺盆之中，任脉也，名曰天突，一。次任脉侧之动脉，足阳明也，名曰人迎，二。次脉手阳明也，名曰扶突，三。次脉手太阳也，名曰天窗，四。次脉足少阳也，名曰天容，五。次脉手少阳也，名曰天牖，六。次脉足太阳也，名曰天柱，七。次脉颈中央之脉，督脉也，名曰风府"。关于此七穴的主治见于《灵枢·寒热病》，曰："阳迎头痛，胸满不得息，取之人迎。暴喑气硬，取扶突与舌本出血。暴聋气蒙，耳目不明，取天牖。暴挛痫眩，足不任身，取天柱。暴瘅内逆，肝肺相搏，血溢鼻口，取天府。此为天牖五部。"明确主治"暴喑喉痹，咽中诸疾"者只是手阳明脉"扶突"。

任脉穴法分寸歌

会阴正在两阴间，曲骨脐下毛际安，
中极脐下四寸取，三寸关元二石门，
气海脐下一寸半，阴交脐下一寸论，
分明脐内号神阙，水分一寸脐上列，
下脘建里中上脘，各穴一寸为君谈，
巨阙上脘一寸半，鸠尾蔽骨五分安，
中庭膻中寸六分，膻中两乳中间看，
玉堂紫宫至华盖，相去各寸六分算，
华盖玑下一寸量，璇玑突下一寸当，
天突结下宛宛中，廉泉颔下骨尖强，
承浆地阁唇棱下，任脉二十四穴详。

冲脉二十二

冲脉者，与任脉起于胞中，上循脊里，为经络之海。其浮于外者，循腹上行，会于咽喉，别而络唇口。经又曰：冲脉者，起于会阴，并足少阴之经，夹脐上行，至胸中而散。其为病也，令人气逆而里急。

《针经》冲脉所发一十二穴_{左右中共二十四穴}

会阴_{冲脉之会}、横骨、大赫、气穴、四满、中注、肓俞、商曲、食关、阴都、通谷、幽门_{上十一穴皆冲脉、足少阴之会}。

【点评】"二十四穴"实则只有二十三穴。"会阴"为单穴，误计成双穴。系统考定奇经八脉穴首见于宋代《圣济总录》，其依据《铜人腧穴针灸图经》"脉气所发"内容考穴。而吴崑则以《针灸甲乙经》为依据考穴，在某种程度上是不自觉地再现初唐杨上善考定奇经八脉穴的文本，如果吴氏能得到更好的《针灸甲乙经》版本，或自觉考察其他《黄帝明堂经》传本佚文，则考察结果当更接近杨上善奇经八脉穴旧貌。

冲脉经穴歌

冲脉所发十二穴，会阴横骨大赫列，
气穴四满中注存，肓俞商曲食关接，
阴都通谷及幽门，悉是少阴经里穴。

带脉_{二十三}

带脉者，起于季胁，回身一周。〇其为病也，腰腹纵，溶溶如囊水之状，若坐水中。

《针经》带脉所发二穴

带脉_穴、维道_{二穴与足少阳会。}

带脉穴歌

此脉环腰束一周，几希犀玉束人流，

穴惟带脉与维道，足少阳经图所收。

阳跷脉_{二十四}

阳跷者，起于跟中，循外踝上行，入风池。其为病也，阴缓而阳急。以邪气在阳经，故阳脉紧急，阴不受邪，其脉自舒缓也。○阳跷脉本太阳之别，合于太阳，其气上行，气并相还，则为濡目，气不营则目不合。

《针经》阳跷脉所发一十穴_{左右共二十穴}

仆参_{阳跷之本}、申脉_{阳跷所生也}、跗阳_{阳跷之郄}、居髎_{足少阳、阳跷会}、肩髃_{手阳明、跷脉会}、巨骨_{手阳明、跷脉会}、臑俞_{手太阳、阳跷会}、地仓_{手足阳明、}阳①跷会、巨髎_{足阳明、跷脉会}、承泣_{足阳明、任脉、阳跷会。}

【点评】臑俞穴脉气所发，明刊《针灸甲乙经》作"手太阳阳维跷脉之会"，而林亿引宋本《针灸甲乙经》作"手足太阳阳维跷脉之会"，故此穴于"手太阳"后当补"阳维"二字，以与下阳维脉臑俞穴所注相合。

---

① 阳：原脱，据《针灸甲乙经》补。

阳跷穴歌

阳跷十穴本仆参，申脉跗阳居髎安，

肩髃巨骨臑俞并，地仓巨髎承泣完。

阴跷脉_{二十五}

阴跷脉者，亦起于跟中，循内踝，上行至喉咙，交贯冲脉。为病阳缓而阴急。○阴跷脉者，足少阴之别，别于然谷之后，上内踝之上，直上循阴股，入阴，上循胸里，入缺盆，上出入迎之前，入鼻，属目内眦，合于太阳。女子以为经，男子以为络。

《针经》阴跷脉所发二穴_{左右共四穴}

照海_{阴跷所生}、交信_{阴跷之郄}。

阴跷穴歌

阴跷脉起足跟中，循内踝上至喉咙，

穴惟照海与交信，少阴所发是其踪。

阳维脉_{二十六}

阳维者，起于诸阳之会，维络诸阳，溢蓄环流，溉灌诸经者也。阳维不能维诸阳，则溶溶不能自收持，其为病也苦寒热。

《针经》阳维脉所发一十三穴<small>左右共二十四穴</small>

金门<small>阳维所别属</small>、阳交<small>阳维郄</small>、臑俞<small>手太阳</small>、维、跷会、天髎<small>手少阳、阳维会</small>、肩井<small>足少阳、阳维会</small>、阳白<small>足少阳、阳维会</small>、本神<small>足少阳、阳维会</small>、临泣<small>足少阳、阳维会</small>、正营<small>足少阳</small>、脑空<small>足少阳</small>、风池<small>足少阳</small>、风府<small>督脉</small>、哑门<small>督脉</small>。

【**点评**】臑俞穴脉气所发，明刊《针灸甲乙经》作"手太阳阳维跷脉之会"，不能简写成"手太阳、维、跷会"。

阳维穴歌

阳维经穴一十三，金门阳交臑俞安，
天髎肩井与阳白，本神临泣正营迨，
脑空风池风府同，更有哑门在其中。

阴维脉<small>二十七</small>

阴维者，起于诸阴之交，维络诸阴，流环溉灌者也。阴维不能维诸阴，则怅然失志，其为病也，苦心痛。

《针经》阴维脉所发七穴<small>左右中共十二穴</small>

筑宾<small>阴维郄</small>、腹哀<small>足太阴</small>、大横<small>足太阴</small>、府舍<small>足太阴、厥阴</small>、期门<small>足太阴、厥阴</small>、天突<small>任脉</small>、廉泉<small>任脉</small>。

阴维穴歌

阴维七穴有筑宾，腹哀大横府舍承，

期门天突廉泉序，载在《针经》予所闻。

附：《针经》不载诸家奇穴二十八

十宣十穴，在手十指端上是穴。宜三棱针出血。禁灸。治伤寒不识尊卑，发痧等证。

手鬼眼二穴，在手大拇指端外侧，去爪甲韭许，用线缚定，两大指缝内是穴。灸七壮。禁针。治五痫呆痴，伤寒发狂等证。

五虎四穴，在手第二指与第四指上，四穴俱是指背第二节尖上是穴。灸七壮。禁针。治手拘挛不开。

龙囦二穴，又名龙玄。在手侧腕上，交叉紫脉上是穴。灸七壮。治牙齿疼痛，泻。

【点评】"囦"，《说文》《玉篇》并云是"渊"字古文。龙囦穴又名"龙玄"，首见于《窦太师秘传》，治下牙疼。《世医得效方》亦载此穴，谓"在列缺上青脉中"，专主下牙痛，并非上下牙皆治。

小骨空二穴，在手小指第二节纹尖。灸七壮，禁针。治目羞明，怕风日，烂眼，迎风冷泪。

大骨空二穴，在手大指拇本节侧横纹尖。灸七壮，禁针。治目痛，失明，怕风，风沿烂眼，迎风下泪。

中魁二穴，在手中指第一节尖。灸七壮，禁针。治翻胃吐食，眼疾，心疼痛。

中都二穴，在手次指本节陷中。针入一分，沿皮透阳池穴。治手背红肿痛，泻，宜三棱针出血。

上都二穴，在手小指次指歧骨间。针入一分，沿皮透阳池穴。治手臂红肿生疮。

【点评】上都，并上穴"中都"，与下文"八邪八穴"中之"上都""中都"穴重，应删去。

二白四穴，在手腕上四寸，一穴在大筋内，一穴在大筋外。针入五分，灸七壮。一法：用线量转胫间，除下，将患人虎口量起，到线头尽处是穴。治五肿痔漏，便血。

【点评】此法所述取穴法，文义不明。《玉龙经》所载取穴法如下："用草从项后转至结喉骨尖骨尽，折了；将草折于两，中对大指虎口缝，双围转两头点掌后臂上，草尽处是穴"。义长。

膝眼四穴，在膝盖骨下，犊鼻穴内外陷中。针入五分，灸七壮。治膝红肿疼痛，鹤膝风。

【点评】古代多定犊鼻穴于髌骨正下方，今之"犊鼻"即相当于"外膝眼"。

肘尖二穴，在手肘大骨尖上是穴。灸七壮，禁针。治眼目疼痛，翳膜冷泪，风沿眼烂。与肩髃并灸治瘰疬。

金津一穴，在舌底，在左紫脉上是穴。禁灸。宜用三棱针出血。治小儿重舌，大人乳蛾等症，出血妙。

玉液一穴，在口舌底，右紫脉上是穴。禁灸。宜用三棱针出血。治五疳，重舌，乳蛾等症。

【点评】金津、玉液，在《内经》中称"廉泉"（与任脉穴"廉泉"同名），属足少阴经穴，可治疟、狂、咳。足少阴肾经"夹舌本"，而《灵枢·卫气》又明确指出足少阴标脉为"舌下两脉"，故将此穴归于足少阴经有很充足的理由。只是由于第一部腧穴经典《黄帝明堂经》未收录此穴，后人不知其所出，而误将之入经外穴也。至元代针灸书始左右分别命名，在左者名"金津"，在右者名"玉液"。从古今腧穴命名规律看，左右对称的两穴多以相同的名称命名，而且该穴针灸处方中也很少单独出现，似无分别命名的必要。

海泉一穴，在口舌底根，当中紫脉上是穴。宜三棱针出血，禁灸。治舌上诸病，针不宜深。

内迎香二穴，在鼻孔内。用箬叶做一箬管，搐动出血。治眼红肿。一法：在鼻柱两旁珠上陷中是穴。针入二分。治鼻息肉，不闻香臭。

瘿俞一穴，在廉泉穴下，近结喉骨上是穴。针入三分，灸七壮。治瘿等症。

鱼腰二穴，一名吊睛。在两眉中间。针入一分，沿皮向外透鱼尾穴，禁灸。治眼红肿疼痛，泻之良。

子宫二穴，在脐下四寸，中极穴两旁各开三寸是穴。针入二寸五分，灸三七壮。治血崩漏下，及男子妇人无子。

关元二穴，在曲骨穴微上两旁各开三寸是穴。针入三寸，灸五十壮。治乳痃疝气，肚腹膨胀，偏坠木肾，遗尿，先补后泻。

【点评】此"关元"穴引自《窦太师针经》，原文作"关门二穴，在曲骨穴微上两旁各开三寸。针入三寸，灸五十壮。治乳弦疝气，肚腹膨胀，泻；偏坠木肾，遗尿，先泻后补"，可见吴氏此处所引之"关元"当作"关门"。

腋缝二穴，在肩柱骨前缝尖是穴。针入五分，灸七壮。治肩胛疼痛。

兰门二穴，在曲骨穴两旁，各开二寸。针入一寸五分，灸三七壮。治膀胱七疝之气。

【点评】兰门穴的规范名称应作"阑门"。古人曾将阴疝归属于小肠病（又名"小肠气"），而"阑门"为小肠下口。传世文献中除《医学纲目》《琼瑶神书》《医学原始》外，大多误作"蘭门""攔门""澜门""關门""閣门"。对于上述穴名演变及其与经穴"关门"的关系，明代诸太医已不能详，今人更难辨其原委，于是误名行于世，而正名隐而不彰。特别是明代《针灸大成》引录时，不仅穴名误作"蘭门"，且将原文献定位文字中"曲骨"误抄作"曲泉"，今人也不辨真伪，于是原来的二穴变为四穴，归入下肢部奇穴类，大误。

髋骨四穴，在膝上梁丘穴两旁，各开五分。针入五分，灸二七壮。治腰腿脚膝无力麻木，补多泻少；膝盖红肿泻之。又法，在梁丘穴两旁一寸。

独阴二穴，在足第二趾节下横纹缝中。灸二七壮，禁针。治难产，胎衣不下，偏坠木肾。

鬼哭四穴，在手足大趾端，去爪甲外侧，用绳缚定，取两指缝内是穴。灸七壮，禁针。治伤寒发狂，痫疾呆痴。

【点评】鬼哭四穴包含了前"手鬼眼"二穴。《窦太师针经》则分作"手鬼眼""足鬼眼"，取法、治症同。

太阳二穴，在头额角发际下紫脉上。用三棱针出血。治目疼。

脑堂一穴，在头后风府穴上一寸五分，玉枕骨下陷中。针入二分，灸三七壮。治脑顶头晕痛。

胛缝二穴，在肩背胛缝尖尽处。直针入三分，灸三七壮。治肩背髆臂痛，泻；手足无力，补。

鼻柱一穴，在鼻柱尖上。专治鼻上酒醉风。宜三棱针出血。

耳尖二穴，在耳尖上，卷耳取尖上是穴。治眼生翳膜。用小艾炷灸五壮。

聚泉一穴，在舌上，当舌中，吐出舌直缝陷中。用三棱针出血。治喘咳久嗽不愈，舌胎舌强。

肩柱骨尖二穴，在肩端起骨尖上。灸五壮。治瘰疬，手不能举动。

内踝尖二穴，在足内踝骨尖上。灸五壮。治下牙痛，足内廉转筋。

外踝尖二穴，在足外踝骨尖上。灸七壮。治足外廉转筋，脚气寒热。宜三棱针出血。

囊底一穴，在阴囊十字纹中。用艾如小豆大，灸七壮。治肾脏风疮，小肠疝气家一切症候。

【点评】"肾脏风疮"，此"肾脏"指外肾，即阴囊部。

印堂一穴，在两眉陷中。针入一分，灸五壮。治小儿惊风。

【点评】在新版国家标准《腧穴名称与定位》中，印堂穴已经被归属于经穴。可见，"经外奇穴"是一个动态的概念。

八邪八穴，在左右手十指歧骨间缝中。其一大都二穴，在手大指次指虎口，赤白肉际间，握拳取之。针入一分，灸七壮。治头风牙痛。○其二上都二穴，在手食指中指本节歧骨间缝中，握拳取之。针入一分，灸五壮。治手臂红肿。○其三中都二穴，在手中指无名指本节歧骨间缝中，一名液门。针入一分，灸五壮。治手臂红肿。○其四下都二穴，在手无名指小指本节歧骨间缝中，一名中渚穴。中渚在液门下五分。针入一分，灸五壮。治手背红肿。窦氏针八邪穴，针入一分，更沿皮向后一寸五分，宜出血。治手膊红肿，手上诸疾。

八风八穴，在足十趾陷中。窦氏针直入五分，宜出血。治红肿脚气。

天应穴，即《千金方》"阿是穴"，《玉龙歌》谓之"不定穴"。但痛处，就于左右穴道上，卧针透痛处泻之，经所谓"以痛为腧"是也。若青肿酸疼，麻木不仁，寒痛等症，补，灸五七壮；红光肿毒痛，宜三棱针出血。

【点评】"经外奇穴"一般要求有固定的位置和名称，按照这个标准则"天应穴"不宜归入经外奇穴。本篇所集奇穴，除"鬼柱""耳尖""八邪""聚泉""肩柱骨""内踝尖""外踝尖""囊底"（见《奇效良方》卷五十五）外，均见于《窦太师针经》，所录诸奇穴内容也大致相同。

睛中穴主治内障二十九

龙木居士金针拨转瞳人妙诀

睛中二穴，在眼青白珠缝中。法：以暑月，先用布搭目外，以冷水淋一刻，方将三棱针于目外角离黑珠一分许，刺入半分取出。然后用金针针入数分深，自上层转拨向瞳人，轻轻而下，斜插定目角，即能见物。一饭顷出针，轻扶偃卧，仍用青布搭目外。再以冷水淋三日夜止。初针，盘膝正坐，将箸一把，两手握于胸前，宁心正视，其穴易得。治一切内障，年久不能视物，顷刻光明，神秘穴也。

【点评】刺睛中穴法又见于本书卷二，曰："其刺始于龙木禅师，详载《大藏经》中，神妙神妙者也。所以必用凉水者，非水凉之则血不凝，能令血贯瞳人，不能复治矣。如水凉之不足，为患亦同。故于将出针时，宜更以凉水沃之。所以必候暑月者，非暑月不足以胜凉水故也。识之慎之。"更详细的操作程序详见《太平圣惠方》卷三十三《开内障眼论》，原文太长，不俱录。对比二书所述的技术操作，有一主要差别为：《太平圣惠方》直接用钝尖的金针刺入，《针方六集》则先用锋利的三棱针破膜，然后再用钝的金针操作。后者降低了操作难度，前者不仅要求医者有丰富的操作经验，而且还要求病人的密切配合才能顺利完成进针这一操作环节。《针灸大成》还介绍初学者练习的方法："凡学针人眼者，先试针内障羊眼，能针羊眼复明，方针人眼，不可造次"。不失为一种有效的学习路径。

针内障秘诀歌

内障由来十八般，精医明哲用心看，
分明一一知形色，知得行针自入玄，
察他冷热虚和实，多惊先服定心丸，
弱翳细针粗拨老，针形不可一般般，
病虚新瘥怀妊月，针后应知将息难，
不风不雨兼吉日，清斋三日在针前，
安心定坐存真气，医师全要静心田，
有血莫惊须住手，裹封如旧勿频看，

若然头痛不能忍，热茶和服草乌烟，
七日解封方视物，花生水动莫开言，
还睛圆散坚心服，百日冰轮澈九渊。

针内障要歌

内障金针针了时，医师治法要精微，
绵包黑豆如球子，眼上安排慢熨之，
头边镇枕须平稳，仰卧三朝莫厌迟，
封后或然微有痛，脑风牵动莫狐疑，
或针或烙依前法，痛极仍将火熨宜，
盐白梅含止咽吐，大小便起与扶持，
高声叫唤私人欲，惊动睛轮见雪飞，
三七不须汤洗面，针痕湿著痛微微，
五辛酒面周年慎，出户升堂缓步移，
双眸了了光明日，狂咨嗔予泄圣机。

针方六集卷之二　开蒙集

古歙鹤皋吴崑述

海阳忍庵程标梓

叙曰：针方神矣。失其传者，未得其旨也。余讨论针方，研穷今古，读《标幽》而后神识通贯，遂揭八法五门，并训如下，署曰"开蒙集"。

窦太师《标幽赋》吴注—①

宋北朝，窦杰，字汉卿，今广平府肥乡县人，为金太师，谥文贞，善针，尝作此赋，予嘉之，注为庭训。标：榜也，犹表章也；针之为道，玄微渊奥，故曰幽。

【点评】窦氏生于金，卒于元，卒后"累赠太师，封魏国公，谥文正"，故一般称为元朝人。吴崑作"宋北朝""金太师"者，误也。

拯救之法，妙用者针。

---

① 此标题原作"标幽赋一"，据目录改。

上古神良之医，针为先务。末世失其传，故莫知其妙。窦氏妙之，其所得者深矣。

察岁时于天道。

岁有五运六气，时有主客加临，皆当察之，以审病原。

定形气于予心。

形有厚薄肥瘦坚脆，气有长短怯壮虚实，皆当定之于心，以施针治。

春夏瘦而刺浅，秋冬肥而刺深。

春夏气浮于表，故云瘦；秋冬气沉于里，故云肥。

【点评】《灵枢·终始》曰："春气在毛，夏气在皮肤，秋气在分肉，冬气在筋骨，刺此病者各以其时为齐。故刺肥人者，以秋冬之齐；刺瘦人者，以春夏之齐。"《标幽赋》此句即是对这段经文的概括，而吴氏注解义不明，理难通。

不穷经络阴阳，多逢刺禁。

知病在经在络，为阴为阳，则万举万当；不明经络阴阳，妄施针治，则虚实失宜，刺家所禁。

既论脏腑虚实，须向经寻。

知脏腑何者为虚，何者为实，各有所主经穴，宜寻其邪由，而施针治。

原夫起自中焦，水初下漏，太阴为始，至厥阴而方终。穴出云门，抵期门而最后。

此略言经穴起止。

正经十二，别络走三百余支；正侧偃伏，气穴有六百余候。此略言经穴之数。

【点评】"气穴有六百余候"，《标幽赋》原文作"血气有六百余候"，考《素问·气穴论》曰："帝曰：余已知气穴之处，游针之居，愿闻孙络溪谷，亦有所应乎？岐伯曰：孙络三百六十五穴会，亦以应一岁，以溢奇邪，以通荣卫。"可知会于气穴之"别络走三百余支"是为血气之输，亦属气穴，故吴氏将原赋之"气血"改作"气穴"以彰其义也。

手足三阳，手走头而头走足；手足三阴，足走腹而胸走手。

手之三阳，从手走至头；足之三阳，从头走至足；手之三阴，从脏走至手；足之三阴，从足走入腹。

要识迎随，须明逆顺。

手足三阴三阳，经络传注，周流不息，逆顺不同，针法有迎随补泻。要识针法迎随，须明经脉逆顺。

况夫阴阳气血，多少为最。厥阴太阳，少气多血；太阴少阴，少血多气；而又气多血少者，少阳之分；气盛血多者，阳明之位。

多者易实，宜泻其多；少者易虚，宜补其少。

先详多少之宜，次察应至之气。轻滑慢而未来，沉涩紧而已至。即至也，量寒热而留疾；未至也，据虚实而补引。气之至者，若鱼吞钩饵之沉浮；气未至者，似闲处幽堂之深邃。气至速而效速，气至迟而不治。

留者，久留其针于孔穴；疾者，疾出其针也。

观夫九针之法，毫针最微，七星上应，众穴主持。本形金也，有蠲邪扶正之道；短长水也，有决凝开滞之机。定刺象木，或斜或正；口藏比火，进阳补羸。循扪可塞以象土，实应五行而可知。

九针：镵针、圆针、鍉针、锋针、铍针、圆利针、毫针、长针、大针也。毫针第七，取数于星，故云应七星。

然是一寸六分，包含妙理。

一寸六分，毫针之度也，上应七星，备五行之象，是包含妙理。

虽细拟于毫发，用贯多歧。

毫针为质甚微，如下文平五脏、调六腑、遣八邪、开四关，所贯何多歧。

【点评】毫针虽然是"九针"中一种，但九针其实可以分为两大类，毫针和其他针。而在当今，毫针更是成为了针灸针的代名词。毫针出现的特殊意义在于一针而兼补泻，调血气更自如有效；调神则将针带入道的层面，至小无内，至大无外也。在中国传统文化中，援技入道是百工的最高追求，不独针工也。而毫针及其相关刺法的出现无疑为针工通往针道提供了最理想的梯子。故吴崑注曰："毫针为质甚微，如下文平五脏、调六腑、遣八邪、开四关，所贯何多歧。"

可平五脏之寒热，能调六腑之虚实。

补之，则寒者温；泻之，则热者凉。气至，则虚者实；气散，则实者虚。

拘挛闭塞，遣八邪而去矣。

手足拘挛，经隧闭塞，八风之邪所为也。宜用针汗之，遣去八风之邪。

寒热痹痛，开四关而已之。

四关，乃十二经别走之络，为阴阳表里交通隘塞之地，在于四末，如往来之关隘，故曰四关。言为寒为热，为痹为痛，皆四关闭塞所致。宜开通四关而已之。

【点评】"开四关而已之"，前人注作"太冲""合谷"四穴，今人也多从之。考《灵枢·九针十二原》曰"五脏有六腑，六腑有十二原，十二原出于四关，四关主治五脏"；《灵枢·小针解》更明确注曰"粗守关者，守四肢而不知血气正邪之往来也"，可知赋文所说"四关"即"四末"之义，吴氏之注更得赋文本义也。

凡刺者，使本神朝而后入；既刺也，使本神定而气随。神不朝而勿刺，神已定而可施。

本神，主宰本经元神也。前云气至，此云神朝，旨哉言矣。《难经》所谓"知为针者信其左"，乃本神朝穴也。自非神良，恶能道此。

定脚处，取气血为主意。

立定主意，气病调气，血病取血。调气用迎随补泻，取血则出凝结之血而已。盖甚血不去，留之于经，则成病痹故也。

下手处，认水土作根基。

水谓肾，土谓脾。肾水不亏者，如树之有根；脾土不败者，如室之有基。虽枝叶披离，垣墙颓败，犹能建立。假令肾亏脾败，是无根基，不足以施针治也。

天地人三才也，涌泉同璇玑、百会。

涌泉二穴，在足心，屈足蜷趾缝中，与大趾本节平等是穴，主持三焦诸疾。《史记》济北王阿母患热厥，足下热，仓公刺足下立愈，盖此穴也。璇玑一穴，在天突下一寸陷中，主胸膺诸疾。百会一穴，一名三阳五会，在顶中央，用草齐前后发际量，折当中是穴，手足三阳、督脉之会，主诸阳百病。《史记》虢太子尸厥，扁鹊取三阳五会，有间，太子苏，盖此穴也。言此三穴，名曰三才，主上、中、下周身之疾。

上中下三部也，大包与天枢、地机。

大包二穴，直腋下六寸，为脾大络，布胸胁，出九肋及季胁端，别络诸阴，总统阴阳，由脾灌溉五脏。天枢二穴，夹脐两旁各二寸，胃脉所发，大肠募也。地机二穴，足太阴郄，穴在膝下五寸。言此三穴，皆脾胃所发，主中宫气血、脾胃诸疾。

阳跷、阳维并督脉，主肩背腰腿在表之病；阴跷、阴维、任、冲、带，去心腹胁肋在里之疑。

此论八法孔穴分主表里也。阳跷谓申脉，阳维谓外关，督脉谓后溪，阴跷谓照海，阴维谓内关，任谓列缺，冲谓公孙，带谓临泣，此八法孔穴也，为针家一大法门，详在八法注中细论之。阳跷、督脉主表，阴跷、阴维、任、冲主里，阳维、带脉主半表半里者也。

二陵、二跷、二交，以续而交五大。

二陵，谓阴陵泉、阳陵泉。二跷，谓阴跷、阳跷。二交，谓三阳交、三阴交。取此六穴者，以之相续于足，而交乎五体也。

两间、两商、两井，相依而列两支。

两间，谓二间、三间。两商，谓少商、商阳。两井，谓天井、肩井。取此六穴者，以之相依而列于两手也。

足见取穴之法，必有分寸，先审其意，次观肉分。或屈伸而得之，或平直而安定。在阳部筋骨之侧，陷下为真；在阴分郄膕之间，动脉相应。取五穴用一穴而必端，取三经用一经而可正。头部与肩部详分，督脉与任脉异定。

取穴之理，大率详此。

明标与本，论刺深刺浅之宜。

病有标有本，必明何者为标，何者为本。急则治其标，缓则治其本。又诸经气血，为病不同，四时肥瘠，浅深亦异。病在气分及形瘠者，宜刺浅；病在阴分及形肥者，宜刺深。

惟痛移疼，取相交相贯之径。

经脉直行者，有左右相交；络脉别走者，为表里相贯。针家住痛移疼，取此交贯孔穴而已。径路之小而捷者，指络脉而言。

岂不闻脏腑病，而求门海俞募之微。

门，谓五门，十二经之井荥输经合也。谓之门者，以本经之气由之出入也。海，谓四海，髓海、气海、血海、水谷之海也。谓之海者，以其涵蓄者大也。胃为水谷之海，其输上在气街，下在三里。冲脉为十二经之海，其输上在大杼，下出于巨虚之上下廉；膻中为气之海，其输上在于柱骨之上下，前在于人迎。脑为髓之海，其输上在于其盖，下在风府。俞，谓肺俞、包络俞、心俞、肝俞、胆俞、脾俞、胃俞、三焦俞、肾俞、大肠俞、小肠俞、膀胱俞。谓之俞者，脏腑之气于此转输也。募，谓肺募中府、心募巨阙、肝募期门、脾募章门、肾募京门、胃募中脘、胆募日月、大肠募天枢、小肠募关元、三焦募石门、膀胱募中极。谓之募者，脏腑之气于此召募也。以上门海俞募之微，凡脏腑病者宜求之。

经络滞，而求原别交会之道。

原，谓十二经之原，三焦之气所游行者也。肺之原太渊、包络之原大陵、肝之原太冲、脾之原太白、肾之原太溪、心之原兑骨即神门也、胆之原丘墟、胃之原冲阳、三焦之原阳池、膀胱之原京骨、大肠之原合谷、小肠之原腕骨。五脏无原，以俞为原也。别，谓十二经别走之络，为阴阳表里往来之关也。手太阴别走阳明者为列缺，手阳明别走太阴者为偏历，手少阴别走太阳者为通里，手太阳别走少阴者为支正，手厥阴别走少阳者为内关，手少阳别走厥阴者为外关，足太阳别走少阴者为飞扬，足少阴别走太阳者为大钟，足阳明别走太阴者为丰隆，足太阴别走阳明者为公孙、又为漏谷，足少阳别走厥阴者为光明，足厥阴别走少阳者为蠡沟。交，谓两脉交贯也，左右相交，如人中、承浆；前后相交，如阳交、阴交是也。会者，谓二经、三经、四经、五经共会于一穴也，今详考之：

在头部者，神庭为督脉、足太阳、少阳之会，禁不可刺。本神为足少阳、阳维之会，头维亦足少阳、阳维之会，禁不可灸。百会为督脉、足太阳所会。风府为督脉、阳维之会。临泣为足太阳、少阳、阳维之会。目窗、正营、承临①、脑空皆足少阳、阳维之会。率谷、曲

---

① 承临：卷三第一百三十二节同此。诸书均作"承灵"。

鬓、浮白、窍阴、完骨皆足太阳、少阳之会。风池为足少阳、阳维之会。

在面部者，会厌为手少阳、足阳明之会。悬厘为手足少阳、阳明之会。阳白为足少阳、阳维之会。睛明为手足太阳、足阳明之会。瞳子髎为手太阳、手足少阳之会。承泣为阳跷、任脉、足阳明之会。颧髎为手少阳、太阳之会。迎香为手足阳明之会。巨髎为阳跷、足阳明之会。水沟为督脉、手足阳明之会。地仓为阳跷、手足阳明之会。承浆为足阳明、任脉之会。

在耳部前后者，上关为手少阳、足阳明之会。下关为足阳明、少阳之会。禾髎、听宫为手足少阳、手太阳之会。角孙为手足少阳、手阳明之会。翳风为手足少阳之会。

在颈部者，廉泉为阴维、任脉之会。

在肩部者，肩井为足少阳、阳维之会。巨骨为手阳明、阳跷之会。天髎为手少阳、阳维之会。肩髃为手阳明、阳跷之会。臑俞为手太阳、阳维、阳跷之会。秉风为手阳明、太阳、手足少阳之会。

在胸部者，天突为阴维、任脉之会。

在腋胁者，天池为手厥阴、足少阳之会。

在腹部者，上脘为任脉、足阳明、手太阳之会。中脘为手太阳、少阳、足阳明、任脉之会。下脘为足太阴、任脉之会。阴交为任脉、冲脉之会。关元、中极为足三阴、任脉之会。曲骨为足厥阴、任脉之会。会阴为任脉别络，督脉、冲脉之会。幽门、通谷、阴都、食关①、商曲、肓俞、中注、四满、气穴、大赫、横骨，皆冲脉、足少阴之会。期门为太阴、厥阴、阴维之会。日月为足太阴、少阳之会。腹哀、大横皆为足太阴、阴维之会。府舍为足太阴、阴维、厥阴之会。冲门为足太阴、厥阴之会。章门为足厥阴、少阳之会。维道为足

---

① 食关：即石关穴。

少阳、带脉之会。居髎为阳跷、足少阳之会。

在背部者，大椎为足太阳、督脉之会。大杼为手足太阳之会。风门为督脉、足太阳之会。附分为手足太阳之会。

在手部者，手三阴，独鱼际为诸阴络之会。手三阳，独臂臑为手阳明络之会。

在足部者，三阴交为足太阴、少阴、厥阴之会。巨虚上廉为足阳明与大肠合。巨虚下廉为足阳明与小肠合。悬钟为足三阳络。

以上诸经原、别、交、会之道，凡经络壅滞不得流通者，皆所当求也。

更穷四根、三结，依标本而刺无不痊。

诸经根于四末，谓之四根；结于面部、胸部、腹部，谓之三结。先病者为本，后病者为标。既穷根结标本，则病邪之巢穴蹊径，皆在目矣，治之有不痊者乎。

但用八法、五门，分主客而针无不效。

八法：公孙、内关、临泣、外关、后溪、申脉、列缺、照海，八穴之法。五门：井、荥、输、经、合，五者为经气所出入，若门户焉，故曰五门。主客无定位，但当经孔穴谓之主，配合兼施孔穴谓之客。八法故有主客，五门有母子先后，亦主客也。例之汤液，类有君、臣、佐、使之制乎。尝见一注云：八法者，循而扪之，切而散之，推而按之，弹而怒之，抓而下之，通而取之，动而伸之，推而纳之，谓之八法。然此八句虽是经言，乃术之粗者。窦公所指八法，开针家一大法门，能统摄诸病，简易精绝，岂若是之粗陋哉。噫！道之不明也久矣。

八脉始终连八会，本是纪纲。

此复言八法八穴通于奇经八脉，与之始终，是为八会，本是针家纪纲，诸经变病，不能出其范围也。○尝见一注云：八会者，血会膈俞，气会膻中，脉会太渊，筋会阳陵泉，骨会大杼，髓会绝骨，脏会章门，腑会中脘，谓之八会。言似是而实非，有何始终连属？悖甚悖甚！

十二经络十二原，是为枢要。

言取十二经别走之络，及十二经真气游行之原，是为枢机要法，守约施博之道也。

一日取六十六穴之法，方见幽微。

此子午流注孔穴法也。六阳经皆有井、荥、输、原、经、合，六六合三十六穴，六阴经无原，以输代之，五六合三十穴，共成六十六穴。法以十干分主其日：甲日胆、乙日肝、丙日小肠、丁日心、戊日胃、己日脾、庚日大肠、辛日肺、壬日膀胱、癸日肾、三焦寄壬、包络寄癸。阳日阳病取阳经，阴日阴病取阴经，各以所旺日时，取穴开针，次第相生，周而后已，方外谓之"周天针法"，盖以百刻而后已也。其理玄奥，故曰幽微。

一时取十二经之原，始知要妙。

原者，三焦之气所游行者也，用针者，以候气为要妙。候气之法，子时在手少阴，原曰神门。丑时在手太阴，原曰太渊。寅时在手少阳，原曰阳池。卯时在手阳明，原曰合谷。辰时在手太阳，原曰腕骨。巳时在手厥阴，原曰大陵。午时在足少阴，原曰太溪。未时在足太阴，原曰太白。申时在足少阳，原曰丘墟。酉时在足阳明，原曰冲阳。戌时在足太阳，原曰京骨。亥时在足厥阴，原曰太冲。气穴广矣，独以此为生气之原，按时取刺，知要妙乃尔。

原夫补泻之法，非呼吸而在手指。

呼吸之法，古人补泻恒用之。补者呼尽纳针，候吸引针；泻者吸尽纳针，候呼引针，此呼吸道也。然所以为补泻者，不在呼吸之间，而在乎手指动、退、推、纳也。

速效之功，要交正而识本经。

交正者，十二经别走交会正经之蹊径，络脉是也。本经，受邪之经，针家求此而刺之，功效速矣。

交经缪刺，左有病而右畔取。

交经者，刺法与经脉左右相交也。《经》云：身有痛处而经不病者，行缪刺法。左病刺右，右病刺左，胸腹病刺四肢，缪其处也。所以然者，络病而经不病故也。

泻络远针，头有病而脚上针。

凡缪刺之法，皆是泻络。泻络者远病而针，如头有病而脚上针，乃其道也。

巨刺与缪刺各异。

巨刺，刺大经也。痛在于左而右脉病者，则巨刺之。邪客于经，左盛则右病，右盛则左病。亦有移易，左痛未已而右脉先病，如此者必巨刺之，必中其经，非络脉也。缪刺解见上文。

微针与分刺相通。

微针者，刺微邪之针方，不伤大经者也。《经》曰：刺微奈何？曰：按摩勿释，着针勿斥，移气于不足，神气乃得复。又曰：我将深之，适人必革，精气自伏。皆刺微邪之针方也。九针之内，如镵针、锃针，皆此妙义。分刺者，刺分肉之间，不犯大经，恐伤经气也。微针亦不犯大经，不伤经气。二法虽殊，义相通也。

观部分而知经络之虚实。

此下二句，以脉言，脉之部分：两寸有余，两尺不足为经满络虚；两尺有余，两寸不足，为络满经虚。盖两寸为手太阴之经，两尺为手太阴之络故也。周身经络有余不足，并准于此。

视浮沉而辨脏腑之寒温。

脉来浮大，为阳为温，为病在腑。脉来沉细，为阴为寒，为病在脏。

且夫先令针耀，而虑针损，次藏口内，而欲针温。目无外视，手如握虎，心无内慕，如待贵人。

言敬慎针事如此。

左手重而切按，欲令气散。

欲令本经真气散去，不至伤损。

右手轻而徐入，不痛之因。

穴中阴血不伤，故不痛。

空心恐怯，直立侧而多晕。

空心恐怯，则神失其养，直立倚侧，则体失所依，晕之由也。

背目沉掐，坐卧平而没昏。

背目则神不惊，沉掐则神内定，坐卧平则四体有所倚着，宜无昏闷。

推于十干十变，知孔穴之开阖；论其五行五脏，察日时之兴①衰。

此以日时干支五行，推脏腑孔穴之开阖，乃候气法也。

伏如横弩，应若发机。

气未至而不应，则针偃伏如横置之弩，扣之不发。气至而应，则迎随补泻若发机焉，疾莫如之矣。

阴交阳别，而定血晕。

此经刺法也。阴交，脐下一寸之阴交，足三阴、任、冲所会。阳别，即阳交，一名别阳，足少阳所发，在外踝上七寸，为阳维之郄，斜属三阳分肉间。言二穴留针，则任脉之虚阳不起，少阳上升之气归原，故可以定血晕。

阴跷阴维，而下胎衣。

此络刺法也，阴跷谓照海，足少阴肾脉所发。阴维谓内关，手厥阴心主所发。经脉传注，以次相及，足少阴注手厥阴，一定之序也。肾系胞胎，刺照海则胞胎之气泻而不固，刺内关则所谓迎而夺之也。二穴泻其经气，故下胎衣。

---

① 兴：《针经指南》《玉龙经》诸书均作"旺"，义长。

痹厥偏枯，迎随俾经络接续。

痹、厥、偏枯，乃风寒湿三者为邪，流于经络，经络未得接续而成病也。用针者，察病属于何经，须迎而夺之以去其邪，随而济之以补其正，则病去而气血复矣，气血复其常，宁复有痹厥偏枯乎?

崩漏带下，温补使气血依归。

崩漏带下，乃气血虚寒所致，法宜温针补之，使气血依归，则崩漏带下之疾去矣。

静以久留，停针待之。

针出速则病多反复，必久留其针，待病邪去尽，经气平调，然后出针。此承上文而总结之也。

必准者，取照海治喉中之闭塞。

此泻络远针之法也。照海，肾经所发，肾脉循喉咙，故主喉中闭塞。

端的处，用大钟治心内之呆痴。

大钟，足少阴络，别走太阳者。少阴肾脉，其支者络心，注胸中，故主心内呆痴。此亦远刺法也。

大抵疼痛实泻，痒麻虚补。

诸疼痛者，为邪气实，法宜泻；诸痒麻者，为正气虚，法宜补。

体重节痛而俞居，心下痞满而井主。

阳俞木，阴俞土。木主筋，筋根于节；土主肉，肉附于体。故体重节痛而取之于俞。阳井金，阴井木。金为肺，肺病则贲郁；木为肝，木病则不得条达。故心下痞满而取之于井。二句义本《难经》。

胸胀咽痛，针太冲而必除。

太冲，足厥阴肝脉所发，肝脉上贯肝膈，布胁肋，循喉咙之后，故主胸胀咽痛。此远刺法也。

脾痛胃疼，泻公孙而立愈。

公孙，足太阴脾脉所发，别走阳明者，其经属脾络胃，故主脾痛胃疼。亦远刺法也。

胸满腹痛刺内关。

内关，手厥阴心主脉所发，别走少阳者。其经历络三焦，故主胸满腹痛。亦远刺法也。

胁疼肋痛针飞虎。

飞虎，支沟也。以虎口交叉，中指飞到处是穴，故曰飞虎。手少阳脉气所发，少阳行于身侧，其经历属三焦，故主胁疼肋痛，亦远刺法也。

筋挛骨痛而补魂门。

魂门，足太阳经所发，肝之部也。肝主筋，肝病而筋挛骨痛者宜取之，此巨刺法也。

体热劳嗽而泄魄户。

魄户，足太阳经所发，肺之部也。肺主气，肺病而体热劳嗽者宜取之，亦巨刺法也。

头风头痛，刺申脉于①金门。

刺申脉于金门，言刺申脉于金门之分也。二穴相近，皆足太阳脉所发。足太阳之脉，起目内眦，上额②交巅，从巅至耳上角。其直行者，入络脑，还出别下项，故主头风头痛。此亦泻络远针之法也。

眼痒眼疼，泻光明与地五。

光明、地五会，皆足少阳所发。光明为足少阳络，别走厥阴者。少阳之脉，起于目锐眦，故主眼痒眼疼，亦泻络远针之法。

泻阴郄，止盗汗，治小儿骨蒸。

阴郄，手少阴郄也。心血不足，则阳偏胜，而生内热，令大人盗汗，小儿骨蒸，故泻阴郄以去内热，内热除则盗汗骨蒸去矣。亦泻络

---

① 于：《针经指南》《玉龙经》诸书均作"与"，义长。

② 额：原作"颏"，据卷一改。

远针之旨。

刺偏历，利小便，医大人水蛊。

偏历，手阳明络，别走太阴者，其经属于大肠，大肠之间为阑门，主泌别清浊，故刺偏历则大肠气化而阑门通，小便利而水蛊愈矣。亦泻络远针法也。

中风环跳而宜刺。

环跳，足少阳脉气所发，少阳为木为风，故刺中风者宜取之，此巨刺法也。

虚损天枢而可取。

天枢，足阳明脉气所发，阳明居中土也，万物之母，五脏百骸莫不受其气而母之，故虚损者宜取天枢。刺而灼之可也。

由是午前卯后，太阳生而疾温。

午前卯后，三阳生旺之时。用针者，乘时取气而推纳之，则疾温矣。

离左酉南，月魄亏而速冷。

离左酉南，三阳气减之际。用针者，乘时迎泻而动退焉，则速冷矣，此以阴道右旋推之也。

循扪弹怒留吸母而坚长。

以指循环于孔穴之上谓之循，即而摩之谓之扪，以指重搏孔穴谓之弹，孔穴赤起谓之怒，静置其针谓之留，患人气入谓之吸，生我经穴谓之母，肉着于针谓之坚，闰息而永谓之长。言用循、扪、弹、怒、留、吸、母诸法，皆所以补虚，虚得其补，则肉坚而息长矣。

爪下伸提疾呼子而虚短。

以甲掐取孔穴谓之爪，针随而入谓之下，引出豆许谓之伸，针起肉随谓之提，急出其针谓之疾，患人呵气谓之呼，所生经穴谓之子，肉不着针谓之虚，声微气劣谓之短。言用爪、下、伸、提、疾、呼、子诸法，皆所以泻实，实得其泻，则经虚而息短矣。

动退空歇迎夺右而泻凉。

摇动其针谓之动，引针少出谓之退，不扪针痏谓之空，不复用针谓之歇，先邪取穴谓之迎，大泻其邪谓之夺，右旋其针谓之右。以上诸法，皆所以泻实而令热者凉也。

推纳进搓随济左而补暖。

持针力入谓之推，刺入穴分谓之纳，渐次入深谓之进，拈转其针谓之搓，后邪取穴谓之随，引气益之谓之济，左旋其针谓之左。以上诸法，皆所以补虚而令寒者暖也。

慎之！大凡危疾，色脉不顺而莫针。

病人色脉相生者吉；色脉相克者凶，不可更施针治。

寒热风阴，饥饱醉劳而切忌。

寒热风阴，天气之乖和也；饥饱醉劳，人气之乖和也，如是者皆不宜刺。

望不补而晦不泻，弦不夺而朔不济。

人身营气，与太阴同其盈亏。故当其盈而补，是谓重实，令人络有留血；当其亏而泻，是谓重虚，令人益困。

精其心而穷其法，无灼艾而坏其肌。

脉证为寒、为积、为气虚胃弱者，宜灼艾；为风、为火、为热、为血虚者，不宜灼艾。

正其理而求其原，免投针而失其位。

病有理有原，必正其理，求其原，何者宜针经，何者宜针络。不然，投针失位无益也。

避刺①处而和四肢，四十有六②。

---

①　刺：《针经指南》《玉龙经》《针灸大全》等书所载之《标幽赋》均作"灸"字。

②　四十有六：《针经指南》《玉龙经》载窦氏《标幽赋》均作"四十九"，除去四肢四穴，共四十五穴，与金元时《针经》所载禁灸穴数相符。

中心、中肺、中肝、中脾、中肾、中膀胱、中胆、中膈、跗上、阴股、面中、客主人、脑户、膝髌、郄中、膺中、气街、太渊血、缺盆、乳房、乳中、云门、脐中、少阴血、鸠尾、神庭、颅息、左角、人迎、足下中脉、石门、伏兔、会阴、脊髓、承筋、肘内陷、然谷、横骨、青灵、五里、眶上陷、面承泣、三阳络、关节液出、腋胁内陷、孕妇三阴交。

禁灸①处而除六俞，三十有二。

头维、承光、脑户、下关、殷门、丝竹空、人迎、承泣、脊中、乳中、气街、白环俞、渊液、经渠、鸠尾、四白、阳关、石门女子禁、天府、伏兔、瘈脉、哑门、风府、地五会、素髎、睛明、迎香、禾髎、颧髎、心俞、气冲、阴市。

抑又闻高皇抱疾未瘥，李氏刺巨阙而得苏。

高皇，金之高皇。李氏，今不能考。巨阙，心之募也，主五脏气相干、卒心痛、尸厥，此巨刺也。

太子暴死为尸厥，越人针维会而得醒。

太子，虢太子。越人，卢医秦越人也。史称，虢太子病尸厥，扁鹊为之刺三阳五会，有间，太子苏，则百会穴也，此云维会，则非百会。《针经》云：脐中，一名维会②。谓扁鹊当时取此穴耳。盖人之生，尝以此穴受母之气，刺家能取此穴，调其厥逆，使之冲和，亦何嫌于刺哉！脐中为是，古之神良，固未尝以禁刺胶鼓也。

肩井、曲池，甄权刺臂痛而复射。

鲁州刺史库狄嵚患风痹，甄权取此二穴刺之，立能援弓引射，亦经刺也。

---

① 灸：其他传本《标幽赋》作"刺"字。

② 一名维会：《甲乙经》《铜人经》载"脐中"穴均无此别名，而实见于《窦太师针经》（即吴崑所引窦氏书）。

悬钟、环跳，华佗刺蹩足而立行。

悬钟为络刺，环跳为经刺，皆足少阳经所发，足少阳为甲木，故主风，能治蹩足。

秋夫针腰俞而鬼免沉疴，王纂针交俞而妖精立出。

醫，文从"巫"，以其通于鬼神也。故治鬼出妖，不为幽妄。圣人不语，术士传焉。余煮针方中，主以五毒五毒者，官桂、川乌、鬼臼、狼毒、自然铜也。复用真人手符，为降魔驱妖计也。交俞，非古穴，说者以为人中、三阴交，近是。

刺肝俞与命门，使瞽士视秋毫之末。

肝俞，足太阳脉气所发，肝气于此转输，故曰肝俞。目为肝之窍，故刺之。命门，非督之命门，亦非任之命门。《灵枢·根结》论曰"命门者，目也"，谓睛明穴，此治外障法也。治内障者，宜刺睛中穴，其法：候于暑月，先以凉水沃之，以凝其血，次用三棱针开穴，继以黄金毫针刺入，拨去内障，五年十年不见物者，立能见物，复明如旧。其刺始于龙木禅师，详载《大藏经》中，神妙神妙者也。所以必用凉水者，非水凉之则血不凝，能令血贯瞳人，不能复治矣。如水凉之不足，为患亦同。故于将出针时，宜更以凉水沃之。所以必候暑月者，非暑月不足以胜凉水故也。识之慎之刺睛中穴法，附前《神照集》。

取少阳与交别，俾聋夫听夏蚋之声。

取少阳，取其结于耳者，翳风是也，为手足少阳之会。交于手少阳者为内关，别于手少阳者为外关，交于足少阳者为蠡沟，别于足少阳者为光明。外关与内关平等，光明与蠡沟亦平等，皆一针可取二穴者也。手、足少阳脉皆入耳，故治耳聋。此亦泻络远针之法。

嗟夫！去圣愈远，此道渐坠。或不意而散其学，或悬其能而犯禁忌。愚庸志浅，难契于玄言；至道渊深，得之者有几？偶述斯言，不敢示诸明达者焉，庶几乎童蒙之心启。

八法针方直诀八句(训义)①二

八法者，八穴之法，公孙、内关、临泣、外关、后溪、申脉、列缺、照海是也。以八穴交会奇经八脉，而分主乎表、主乎里、主乎表里之间也。仲景妙于伤寒，以其有六经之辨。予今以八法为妙者，以其分主八脉，而该乎十二经也。创为针家一大法门。求之古籍，不称作者何人，或以为少室异人所传，理或然也。盖在窦氏之前，已有其教。每下针以四痛为主，皆泻络远针之法，四面攻讨之兵也。刺家但主八法，随证加针，不过五七孔穴，无难去之疾矣！训如后方。

诀曰：

公孙冲脉胃心胸，内关阴维会总同。

公孙二穴，在足大趾内侧本节后一寸，白肉际，足太阴络，别走阳明者。内关二穴，在手臂内两筋之间，去掌后横纹二寸，手心主络，别走少阳者。言公孙二穴，通乎奇经之冲脉；内关二穴，通乎奇经之阴维脉。冲脉起止并足少阴，循腹里，从肺出络心，注胸中，故主胃与心胸诸疾。阴维者，维持腹内六阴之脉也。手心主之脉，起于胸中，出属心包络，下膈，历络三焦，故亦主胃与心胸诸疾，而云会总同也。取此四穴，针气一行之后，三焦快然，疾去内和。例之汤液，则泻心、凉膈、大小陷胸、调胃承气诸方之力也。

---

① 直诀八句(训义)：原脱，据目录补。

临泣胆经连带脉，阳维目锐外关逢。

临泣二穴，在足小趾次趾本节后外侧，筋骨缝陷者中，足少阳胆经之所注也。外关二穴，在腕后二寸，两骨间陷者中，手少阳络，别走手心主者。带脉为奇经之一，环身一周，若束带然，故名带脉。阳维为奇经之一，维持诸阳，抵目外眦。四穴者，主手足少阳半表半里诸疾，针气一行之后，中外皆和，营卫流畅。例之汤液，则三化、双解、大小柴胡、通圣、温胆诸方之力也。

后溪督脉内眦颈，申脉阳跷络亦通。

后溪二穴，在手小指本节后一寸，横纹尖上陷中，拳而取之，手太阳脉所注。申脉二穴，在足外踝下陷中，容爪甲许。言后溪通乎督脉，申脉为阳跷所生。四穴主手足太阳二经诸疾，针气一行，大汗如注，则表邪尽去。例之汤液，则桂枝、麻黄、葛根、大小青龙诸方之旨也。

列缺会任行肺系，阴跷照海膈喉咙。

列缺二穴，去腕一寸五分，两手交叉，食指点到处是穴，当筋骨罅中，手太阴之络，别走阳明者。照海二穴，足少阴肾经所发，在足内踝骨下一寸，白肉际，阴跷脉所生。言列缺二穴，会乎任脉而行于肺系。照海二穴，为阴跷脉所生，少阴肾脉所发，少阴肾脉循喉咙，系舌本。取此四穴，针气一行之后，肺膈安和，喉咙清利。例之汤液，则二冬、二母、犀薄甘桔诸方之旨也。○以上八法，下针必以四穴为主，或补手而泻足，或补足而泻手，左右亦复如是，如兵之奇正相生，或以正为奇，或以奇为正，针之善物也。○《旁通集》中揆八法四条，宜互玩。

八法主治配合八条①

公孙二穴主治二十七证，必取内关二穴配合：

九种心痛　痰膈涎闷　脐腹痛胀　胁肋疼痛　产后血迷　气膈食不下　泄泻不止　疝气疼痛　里急后重　伤寒结胸　水膈酒痰　满闷呕吐　腹胁胀痛　肠风下血　脱肛不收　气膈　食膈不下　食积疼痛　癖气食癖　酒癖　儿枕痛血块②　腹鸣　血刺痛　小儿泻　泻腹痛　胸中刺痛　疟疾心痛

内关二穴主治二十五证，必取公孙二穴配合：

中满不快　伤寒结胸　心胸痞满　吐逆不定　胸满痰膈　腹痛泄泻滑肠　酒痰膈痛　米谷不化　横竖疝气　小儿脱肛　九种心痛胁肋痛　肠鸣　妇人血刺痛　积块痛　男子酒癖　二膈心下痞痛　气膈食不下　腹肋胀痛　肠风下血　伤寒　里急后重　食膈食不下　疟疾寒热

临泣二穴主治二十五证，必取外关二穴配合：

足跗肿痛　手足麻　手指颤掉　赤眼冷泪　咽喉肿痛　手足挛急胁肋痛　牙齿痛　手足发热　解利伤寒　腿胯痛　脚膝肿痛　四肢不遂　头风肿　头顶肿　浮风搔痒　身体肿　身体麻　头目眩晕　筋挛骨痛　颊腮痛　雷头风　眼目肿痛　中风手足不举　耳聋

外关二穴主治二七证，必取临泣二穴配合：

肢节肿痛　臂膊冷痛　鼻衄　手足发热　眉棱中痛　指节痛不能屈伸　手足疼痛　产后恶风　伤寒自汗　头风　四肢不遂　筋骨疼痛

---

① 此标题原脱，据目录补。
② 血块：《针灸聚英》原为小字注作"妇人血块"。

迎风泪出　赤目疼痛　腰背肿痛　眼肿　伤寒表热　手足麻痛无力
破伤风　手臂痛　头风掉眩痛　头项痛　盗汗　目翳隐涩　产后身痛
腰胯痛　雷头风

后溪二穴主治二十四证，必取申脉二穴配合：

手足挛急　手足颤掉　头风痛　伤寒不解　盗汗不止　中风不语
牙齿痛　癫痫吐沫　腰背强痛　筋骨痛　咽喉闭塞　颊腮肿痛　伤寒
项强痛　膝胫肿痛　手足麻　眼赤肿　伤寒头痛　表汗不出　冲风泪
下　破伤风搐　产后汗出恶风　喉痹　脚膝腿痛　手麻痹

申脉二穴主治二十五证，必取后溪二穴配合：

腰背强痛　肢节痛　手足不遂　伤寒头痛　身体肿满　头面自汗
癫痫　目赤肿痛　伤风自汗　头风痒痛　眉棱痛　雷头风　手臂痛
臂冷　产后自汗　鼻衄　破伤风　肢节肿痛　腿膝肿痛　耳聋　手足
麻　吹奶　洗头风　手足挛　产后恶风

列缺二穴主治三十一证，必取照海二穴配合：

寒痛泄泻　咽喉肿痛　妇人血积败血痛①　牙齿肿痛　小肠气撮
痛　死胎胎衣不下　胁癖痛　吐唾脓血　咳嗽寒痰　疝气　食噎不下
脐腹撮痛　心腹痛　肠鸣下痢　痔痒漏血　心痛温痢　产后腰痛　产
后发狂　产后不语　米谷不化　男子酒癖　乳痈肿痛　妇人血块　温
病不瘥　吐逆不止　小便下血　小便不通　大便闭塞　大便下血　胃
肠痛病　诸积为患

照海二穴主治二十七证，必取列缺二穴配合：

喉咙闭塞　小便冷痛　小便淋涩不通　膀胱气痛　妇人血晕　胎
衣不下　脐腹痛　小腹胀满　反胃吐食不纳　肠澼下血　酒癖　中满
不快　泄泻　食不化　肠鸣下痢腹痛　难产　妇人血积　儿枕痛　呕
吐　酒积　疝气　气块　酒癖　气膈　食劳黄　足热厥　大便不通

---

① 血积败血痛：《针灸聚英》原文作"血积痛，或败血"。

上法，先刺主证之穴，随病左右上下所在取之，仍循扪导引，按法祛除。如病未已，必求配合孔穴，兼施处治，须要停针，待气上下相接，快然无所苦，而后出针。

五门针方说（四）

五门者，十二经井荥输经合也。脏腑之气由之开阖，若门户焉，故曰五门。以十二经分主日时，六十六穴周而复始，循环无已，故错举其义，谓之"子午流注"。当其时谓之开，非其时谓之阖。阳病用阳日阳时，阴病用阴日阴时，又有五行相生之义。因其功行一昼夜而始备，又谓之"大周天针法"。以之祛邪，无邪不去；以之调气，无气不调，实隆古之针方也。今以其成法述之如下。

十二经井荥输经合一览图（五）

	肺	肾	肝	心	脾	包络	
井木	少商	涌泉	大敦	少冲	隐白	中冲	所出
荥火	鱼际	然谷	行间	少府	大都	劳宫	所流
输土	太渊	太溪	太冲	神门	太白	大陵	所注
经金	经渠	复溜	中封	灵道	商丘	间使	所行
合水	尺泽	阴谷	曲泉	少海	阴陵泉	曲泽	所入
	大肠	膀胱	胆	小肠	胃	三焦	
井金	商阳	至阴	窍阴	少泽	厉兑	关冲	所出
荥水	二间	通谷	侠溪	前谷	内庭	液门	所流

输木	三间	束骨	临泣	后溪	陷谷	中渚	所注
原	合谷	京骨	丘墟	腕骨	冲阳	阳池	所过
经火	阳溪	昆仑	阳辅	阳谷	解溪	支沟	所行
合土	曲池	委中	阳陵泉	小海	三里	天井	所入

六十六穴日时主治六[1]

胆主甲日[2]

甲戌时窍阴井胆　丙子时前谷荥小肠

戊寅时陷谷输胃　并过本原丘墟

庚辰时阳溪经大肠　壬午时委中合膀胱

甲申时气合三焦液门水

肝主乙日

乙酉时大敦井肝　丁亥时少府荥心

己丑时太白输脾，过太冲　辛卯时经渠经肺

癸巳时阴谷合肾　乙未时血纳包络劳宫火

小肠主丙日

丙申时少泽井小肠　戊戌时内庭荥胃

庚子时三间输大肠　过本原腕骨

---

① 此标题原脱，据目录补。

② 甲日：此下原有"六"字，现移至标题下。

壬寅时昆仑_{经膀胱}　甲辰时阳陵泉_{合胆}

丙午时气纳三焦中渚_水

心主丁日

丁未时少冲_{井心}　己酉时大都_{荥脾}

辛亥时太渊_{输肺，过神门}　癸丑时复溜_{经肾}

乙卯时曲泉_{合肝}　丁巳时血纳包络大陵_土

胃主戊日

戊午时厉兑_{井胃}　庚申时二间_{荥大肠}

壬戌时束骨_{输膀胱}　过本原冲阳

甲子时阳辅_{经胆}　丙寅时小海_{合小肠}

戊辰时气纳三焦支沟_火

脾主己日

己巳时隐白_{井脾}　辛未时鱼际_{荥肺}

癸酉时太溪_{输肾，过太白}　乙亥时中封_{经肝}

丁丑时少海_{合心}　己卯时血纳包络间使_金

大肠主庚日

庚辰时商阳_{井大肠}　壬午时通谷_{荥膀胱}

甲申时临泣_{输胆}　过本原合谷

丙戌时阳谷_{经小肠}　戊子时三里_{合胃}

庚寅时气纳三焦天井_土

肺主辛日

辛卯时少商_{井肺}　癸巳时然谷_{荥肾}

乙未时太冲_{输肝，过太渊}　丁酉时灵道_{经心}

己亥时阴陵泉_{合脾}　辛丑时血纳包络曲泽_水

膀胱主壬日

壬寅时至阴_{井膀胱}　甲辰时侠溪_{荥胆}

丙午时后溪_{输小肠}　过本原京骨

戊申时解溪_{经胃}　庚戌时曲池_{合大肠}

壬子时气纳三焦关冲_金

肾主癸日

癸丑时涌泉_{井肾}　乙卯时行间_{荥肝}

丁巳时神门_{输心，过太溪}　己未时商丘_{经脾}

辛酉时尺泽_{合肺}　癸亥时血纳包络中冲_木

上子午流注开阖之法，乃治神之方也，神治而气血随之矣。盖自《灵枢·本输》已发其端，古今知者鲜矣。惟窦公独擅其术，用以治神，然不能无说焉。既曰六十甲子循环治时，奈何内缺甲午、甲寅、庚午、壬辰、壬申、丙辰、乙丑、乙巳、辛巳、丁卯、癸未、癸卯？岂此十二时中，荣卫之气不行耶？又壬寅、壬午、庚辰、丙午、甲辰、甲申、乙未、乙卯、辛卯、丁巳、癸巳、癸丑，皆主两穴，岂一时之中两穴并开耶？言及于此，非所以攻昔人之暇，实所以传昔人之神。又赋云六十六穴，今但得六十五穴，而缺阳池一穴，无所安置，岂阳池独外于子午耶？语曰：民可使由之，不可使知之。前言治神之方，亦妄泄尔。

《难经》五门主治七①

经言所出为井，所流为荥，所注为输，所行为经，所入为合。井主心下满，荥主身热，输主体重节痛，经主喘咳寒热，合主逆气而泄。此五脏六腑井、荥、输、经、合主病也。今演其方如下。

假令得弦脉，病人善洁，面青，善怒，此胆病也。若心下满当刺窍阴井，身热刺侠溪荥，体重节痛刺临泣输，喘咳寒热刺阳辅经，逆气而泄刺阳陵泉合，又总取丘墟原。

得弦脉，病人淋溲难，转筋，四肢满闭，脐左有动气，此肝病也。若心下满当刺大敦井，身热刺行间荥，体重节痛刺太冲输，喘咳寒热刺中封经，逆气而泄刺曲泉合。

得浮洪脉，病人面赤，口干，喜笑，此小肠病也。若心下满刺少泽井，身热刺前谷荥，体重节痛刺后溪输，喘咳寒热刺阳谷经，逆气而泄刺小海合，又总刺腕骨原。

得浮洪脉，病人烦心，心痛，掌中热而哕，脐上有动气，此心病也。若心下满刺少冲井，身热刺少府荥，体重节痛刺神门输，喘咳寒热刺灵道经，逆气而泄刺少海合。

得浮缓脉，病人面黄，善噫，善思，善味，此胃病也。若心下满刺厉兑井，身热刺内庭荥，体重节痛刺陷谷输，喘咳寒热刺解溪经，逆气而泄刺三里合，又总刺冲阳原。

得浮缓脉，病人腹胀满，食不消，体重节痛，怠惰嗜卧，四肢不收，当脐有动气，按之牢若痛，此脾病也。若心下满刺隐白井，身热刺大都荥，体重节痛刺太白输，喘咳寒热刺商丘经，逆气而泄刺阴陵

---

① 此篇抄自《针灸聚英》卷二《脏腑井荥俞经合主治》。最后一节文字系吴崑新增。

泉_合。

得浮脉，病人面白，善嚏，悲愁不乐，欲哭，此大肠病也。若心下满刺商阳_井，身热刺二间_荥，体重节痛刺三间_输，喘嗽寒热刺阳溪_经，逆气而泄刺曲池_合，又总刺合谷_原。

得浮脉，病人喘嗽，洒淅寒热，脐右有动气，按之牢若痛，此肺病也。若心下满刺少商_井，身热刺鱼际_荥，体重节痛刺太渊_输，喘嗽寒热刺经渠_经，逆气而泄刺尺泽_合。

得沉迟脉，病人面黑，善恐欠，此膀胱病也。若心下满刺至阴_井，身热刺通谷_荥，体重节痛刺束骨_输，喘嗽寒热刺昆仑_经，逆气而泄刺委中_合，又总刺京骨_原。

得沉迟脉，病人逆气，小腹急痛，泄如下重，足胫寒而逆，此肾病也。若心下满刺涌泉_井，身热刺然谷_荥，体重节痛刺太溪_输，喘嗽寒热刺复溜_经，逆气而泄刺阴谷_合。

得洪大脉，病人浑浑焞焞，耳聋，咽痹，汗出，此三焦病也。若心下满刺关冲_井，身热刺液门_荥，体重节痛刺中诸_输，喘嗽寒热刺支沟_经，逆气而泄刺天井_合，又总刺阳池_原。

得洪大脉，病人面赤目黄，腋肿，胸胁支满，手心热，心中动，此心包络病也。若心下满刺中冲_井，身热刺劳宫_荥，体重节痛刺大陵_输，喘嗽寒热刺间使_经，逆气而泄刺曲泽_合。

以上五门主治，古针方也。盖以阳井金，阴井木，所以主治心下满者，金病则贲郁，木病则不得条达，故令心下满也。阳荥水，阴荥火，水病则阴亏，火病则益炽，故令身热。阳输木，阴输土，木主筋，筋根于节，土主肉，肉附于体，故令体重节痛。阳经火，阴经金，火乘于金则病喘嗽，金火相战，金胜则寒，火胜则热，故主喘嗽寒热。阳合土，阴合水，水败则火失其制，而作气逆；土败则水失其防，而作洞泄，故主气逆而泄。此五门主治之义也。

十二经为病补母泻子成法八

肺手太阴为病：肺胀，膨膨而喘嗽，缺盆中痛，甚则交两手而瞀，是为臂厥。所生病：咳嗽喘喝，烦心胸满，臑臂内前廉痛，掌中热。气有余则肩背痛，汗出中风，小便数而欠，寸口大三倍于人迎；虚则肩背痛寒，少气不足以息，溺色变，卒遗矢无度，寸口反小于人迎也。

补太渊_{为经、为土、为母}，泻尺泽_{为合、为水、为子}。

大肠手阳明为病：齿痛颊肿。是主津所生病：目黄口干，鼽衄，喉痹，肩前臑痛，大指次指不用。气有余则当脉所过者热肿，人迎大三倍于寸口；虚则寒栗，人迎反小于寸口也。

补曲池_{为合、为土、为母}，泻二间_{为荥、为水、为子}。

胃足阳明为病：洒洒然振寒，善伸数欠，颜黑，恶人与火，闻木声则惕然而惊，心动，欲闭户牖而处，甚则欲登高而歌，弃衣而走，贲响腹胀，是为骭厥。是主血所生病：狂疟，湿①淫汗出，鼽衄，口㖞唇胗，喉痹，大腹水肿，膝髌肿痛，循胸、乳、气街、股、伏兔、骭外廉、足跗上皆痛，中指不用。气有余则身以前皆热，其有余于胃，则消谷善饥②，溺色黄，人迎大三倍于寸口；气不足则身以前皆寒栗，胃中寒则胀满，人迎反小于寸口也。

补解溪_{为经、为火、为母}，泻厉兑_{为井、为金、为子}。

脾足太阴为病：舌本强，食则呕，胃脘痛，腹胀善噫，得后出与气，则快然如衰，身体皆重。是主脾所生病：舌本痛，体不能动摇，

---

① 湿：《针灸聚英》卷二作"温"。
② 饥：原作"肌"，据《针灸聚英》卷二改。

食不下，烦心，心下急痛，寒疟，瘕，溏泄，水闭，黄疸，不能卧，强立膝股内肿厥，足大趾不用。盛者寸口大三倍于人迎，虚者寸口小三倍于人迎也。

补大都为荥、为火、为母，泻商丘为经、为金、为子。

心手少阴为病：嗌干心痛，渴而欲饮，是为臂厥。主心所生病：目黄胁痛，臑臂内后廉痛厥，掌中热。盛者寸口大再倍于人迎，虚者寸口反小于人迎也。

补少冲为井、为木、为母，泻神门为输、为土、为子。

小肠手太阳为病：嗌痛颔肿，不可回顾，肩似拔，臑似折。是主液所生病：耳聋，目黄，颊肿，颈颔肩臑肘臂外后廉痛。盛者人迎大再倍于寸口，虚者人迎反小于寸口也。

补后溪为输、为木、为母，泻小海为合、为土、为子。

膀胱足太阳为病：头痛似脱，项似拔，脊痛，腰似折，髀不可以曲，腘如结，腨似裂，是为踝厥。是主筋所生病：痔疟狂癫，头囟顶痛，目黄泪出，鼽衄，项背腰尻腘腨脚皆痛，足小指不用。盛者人迎大再倍于气口，虚者人迎反小于气口也。

补至阴为井、为金、为母，泻束骨为输、为木、为子。

肾足少阴为病：饥不欲食，面黑如炭色，咳唾则有血，喝喝而喘，坐而欲起，目䀮䀮然如无所见，心如悬饥状，气不足则善恐，心惕然如人将捕之，是谓骨厥。是主肾所生病：口热舌干，咽肿上气，嗌干及痛，烦心心痛，黄疸肠澼，脊股内后廉痛，痿厥嗜卧，足下热而痛。盛者寸口大再倍于人迎，虚者寸口反小于人迎也。

补复溜为经、为金、为母，泻涌泉为井、为木、为子。

心包络手厥阴为病：手心热，臂肘挛痛，腋肿，甚则胸胁支满，心澹澹大动，面赤目黄，善笑不休。是主心包络所生病：烦心心痛，掌中热。盛者寸口大一倍于人迎，虚者寸口反小于人迎也。

补中冲为井、为木、为母，泻大陵为输、为土、为子。

三焦手少阳为病：耳聋浑浑焞焞，咽肿喉痹。是主气所生病：汗出，目锐眦痛，颊痛，耳后肩臑肘臂外皆痛，小指次指不用。盛者人迎大一倍于寸口，虚者人迎反小于寸口也。

补中渚为输、为木、为母，泻天井为合、为土、为子。

胆足少阳为病：口苦，善太息，心胁痛不能转侧，甚则面微有尘，体五膏泽，足外反热，是为阳厥。是主骨所生病：头角颔痛，缺盆中肿痛，腋下肿，马刀夹瘿，汗出振寒，寒疟，胸胁、肋、髀、膝外至胫、绝骨、外踝前及诸节皆痛，小指次指不用。盛者人迎大一倍于寸口，虚者人迎反小于寸口也。

补侠溪为荥、为水、为母，泻阳辅为经、为火、为子。

肝足厥阴经为病：腰痛不可俯仰，丈夫㿉疝，妇人小腹肿，甚则嗌干，面尘脱色。是主肝所生病：胸满呕逆，洞泄，狐疝，遗尿癃闭。盛者寸口大一倍于人迎，虚者寸口反小于人迎也。

补曲泉为合、为水、为母，泻行间为荥、为火、为子。

[点评] 此篇抄自《针灸聚英》卷二《十二经是动所生病迎随补泻》，与窦氏针灸不相关，抄录于此有冲淡主题之嫌。通观卷二《开蒙集》主要阐发窦太师针灸之道，再加上卷一、卷五对《窦太师针经》的全面引录，以及卷六《玉龙歌》的详解，可视为继王国瑞《针灸玉龙经》之后对窦氏针灸的又一次系统总结。

针方六集卷之三　尊经集

古歙鹤皋吴崑述

海阳忍庵程标梓

叙曰：道不师古，虽善无征，而欲作则垂训，尼父犹然难之。予悯针失其传，欲令世人精明针法，旦暮奉行，必也尸祝神踪而后可。不然，师心自用，谁则从之。乃考古昔针方如下，署曰"尊经集"。

《灵枢》九针

一曰镵针，长一寸六分，头大末锐，令无深入而阳气出，主热在头身。故曰：病在皮肤无常处者，取之镵针于病所，肤白勿取。

二曰圆针，长一寸六分，筒身圆末，其锋如卵，以泻肉分之气，令不伤肌肉，则邪气得竭。故曰：病在分肉间，取以圆针。

三曰锓针，长三寸五分，身大末圆，如黍米之锐，令可以按脉勿陷，以致其气，使邪独出。故曰：病在脉少气，当补之以锓针。针于井荥分输。

四曰锋针，长一寸六分，筒其身而锋其末，刃三隅，令可以泻热出血，发泄痼病。故曰：病在五脏固居者取以锋针。泻于井荥分输，取以四时也。

五曰铍针，广二分半，长四寸，末如剑锋，可以取大脓。故曰：病为大脓血，取以铍针。

六曰圆利针，长一寸六分，尖如氂，且圆且锐，身中微大，以取痈肿暴痹。故曰：痹气暴发者，取以圆利针。

七曰毫针，长一寸六分，尖如蚊虻喙，静以徐往，微以久留，正气因之，令邪俱往，出针而养，以去痛痹在络也。故曰：病痹气补而去之者，取之毫针。

八曰长针，长七寸，身薄而锋其末。取虚风内舍于骨解腰脊节腠之间，为深邪远痹者。故曰：病在中者取以长针。

九曰大针，长四寸，其锋微圆，以泻机关内外大气之不能过关节者也。故曰：虚风淫邪，流溢于身，如风水之状，不能过于机关大节者，取以大针。

九针之宜，各有所为，长短大小，各有所施。不得其用，病不能移。疾浅针深，内伤良肉，皮肤为痈。疾深针浅，病气不泻，反为大脓。病小针大，气泻太甚，后必为害。病大针小，大气不泻，亦为后败。

上九针主治，《灵枢》之训也。用之各尽其妙，古今何异焉。所云毫针，又名小针，取用益多。犹布帛菽粟为日用之所急也。其见于《素》《难》《针经》神妙之旨，并述后方。

【点评】此条明言"上九针主治，《灵枢》之训也"，而所录文字乃据《针灸甲乙经》；又说"其见于《素》《难》《针经》神妙之旨，并述后方"，一般与《素问》对举之《针经》多指《灵枢》，然下条"候气"所引"经曰"经文仍然引自《针灸甲乙经》，而不是《灵枢》，可见吴崑这里所说"针经"仍指《针灸甲乙经》，而非《灵枢》。

候气 二

经曰：谨候气之所在而刺之，是谓逢时。病在阳分者，必候其气加在于阳分乃刺之；病在阴分者，必候其气加在于阴分乃刺之。

见气 三

左手见气来至，乃纳针。针入，见气尽，乃出针。

取气置气 四

当补之时，从卫取气；当泻之时，从营置气。

不得气 五

不得气者，十死不治。

定气 六

乘车来者，卧而休之如食顷，乃刺之。步行来者，坐而休之如行十里顷，乃刺之。大惊大怒，必定其气，乃刺之。

受气七

阳受气于四肢，阴受气于五脏，故泻者迎之，补者随之。知迎知随，气可令和，和气之方，必通阴阳。

调气八

知其内外表里，随其阴阳而调之。故曰：调气之方，必先阴阳。

邪气谷气九

邪气之来也紧而坚，谷气之来也徐而迟。

守形十

粗守形者，粗工但守刺法，不问气血有余不足，可补可泻也。

守神十一

上守神者，守人之气血有余不足，可补泻也。

守关十二

中①守关者，守四肢而不知气血邪正之往来也。

守机十三

上守机者，知守气也。知气之虚实，用针之疾徐。针已得气，密意守之，勿失也。

【点评】以上4条皆引自《灵枢·小针解》，但非直接抄录原文，而是引其大意而已。

先后治十四

病生于内者，先治其阴，后治其阳；病生于外者，先治其阳，后治其阴。

刺其病之所从生十五

病生于头者头重，生于手者臂重，生于足者足重。治病者，刺其病之所从生也。

---

① 中：应据《灵枢·小针解》作"粗"，与下文相应。

阴深阳浅以数调之十六

刺阴者，深而留之；刺阳者，浅而疾取之。清浊相干者，以数调之也。

闷针十七

甚者泻之则闷，闷甚则仆不能言，闷则急坐之也。

【点评】此条论针刺晕针经文见《灵枢·经脉》，原文作"凡刺寒热者皆多血络，必间日而一取之，血尽而止，乃调其虚实。其小而短者少气，甚者泻之则闷，闷甚则仆，不得言，闷则急坐之也"，吴崑删节太过，以至于使人难以理解原文之义。

阴病治阳阳病治阴十八

审其阴阳，以别柔刚。阴病治阳，阳病治阴。定其血气，各守其乡。血实者宜决之，气虚者宜掣引之。

有急治有无攻十九

病有形而不痛者，阳之类也；无形而痛者，阴之类也。无形而痛者，其阳完而阴伤之也，急治其阴，无攻其阳；有形而不痛者，其阴完而阳伤之也，急治其阳，无攻其阴。

导有余推不足二十

气有余于上者，导而下之。气不足于上者，推而往之。

迎稽留二十一

其稽留而不至者，因而迎之，必明于经隧，乃能持之。

出陈菀二十二

寒与热争，导而行之。其菀陈血不结者，即而取之，出其瘀血。

迎随补泻二十三

迎而夺之，恶得无虚。随而济之，恶得无实①。

疾徐补泻二十四

徐而疾则实，疾而徐则虚。

---

① 实：原作"补"，据第45条改，与《针灸甲乙经》《灵枢》合。

母子补泻二十五

虚则补其母，实则泻其子。

动伸推纳补泻二十六

动而伸之是谓泻，推而纳之是谓补。

导气同精以调乱气二十七

徐入徐出，谓之导气。补泻无形，谓之同精。是非有余不足也，调乱气之相逆也。

阴深阳浅二十八

病痛者阴也，痛而以手按之不得者阴也，深刺之。病在上者阳也，痒者阳也，浅刺之。

先阳后阴二十九

病先起于阳后入于阴者，先取其阳，后取其阴。必审其气之浮沉而取之。

脉气浅者独出其邪 三十

脉气之浅者，勿轻下针，必按绝其脉刺之，无令精气出，独出其邪气耳。

先补虚后泻实 三十一

阳实而阴虚，先补其阴，后泻其阳而和之；阴实而阳虚，先补其阳，后泻其阴而和之。

病在营在卫 三十二

寒热少气，血上下出者，病在营。气痛时来时止，病在卫。怫气贲响，风寒客于肠胃之中所生也。

刺虚者须其实　刺实者须其虚 三十三

刺虚者，必其气至而实为验；刺实者，必其邪散而虚为验。

刺实须其虚　刺虚须其实三十四

刺实须其虚者，留针，阴气隆至，针下寒，乃去针也。刺虚须其实者，留针，阳气隆至，针下热，乃去针也。

【点评】此条与第33条标题相同，完全可合并为一条。

刺营无伤卫　刺卫无伤营三十五

刺阳者，卧针而刺之。刺阴者，先以左手摄按所针荣俞之处，气散乃纳针。是谓刺营无伤卫，刺卫无伤营也。

热厥寒厥留针功异三十六

刺热厥者，留针反为寒。刺寒厥者，留针反为热。

外内难易三十七

形先病而未入脏者，刺之半其日；脏先病而形乃应者，刺之倍其日。此内外难易之应也。

疾之留之　三十八

疾之，疾出其针也。留之，久留其针也。

不盛不虚以经取之　三十九

假令肝受病，虚则补其母，实则泻其子，是虚宜补肾，实宜泻心也。若不实不虚，是正经自病，不中他邪，则于肝脉调之而已，是谓以经取之。

间甚刺法不同　四十

病间者浅之，甚者深之。间者少之，甚者众之，随变而调气。

专深刺法　四十一

诸病专深者刺本脏，迫脏刺背俞，以脏气会于俞也，腹中寒热去而止。与刺之要，发针而浅出血要在浅出血。

二刺　一刺　深刺　间日刺 四十二

刺热厥者二阴一阳，刺寒厥者二阳一阴。所谓二阴者，二刺阴也；一阳者，一刺阳也。久病者邪气入深，刺此病者，深纳而久留之，间日而复刺之，必先调其左右，去其血脉 要在去其血脉。

上工治未病　中工治已病 四十三

上工治未病者，见肝之病，则知肝当传之脾，故当实脾气，无令得受肝之邪，故曰治未病焉。中工治已病者，见肝之病，不晓相传，但一心治肝，故曰治已病。

知为针者信其左　不知为针者信其右 四十四

当刺之时，必先以左手压按所针荥输之处，弹而怒之，爪而下之，其气之来，如动脉之状。顺针而刺之，得气，推而纳之，是谓补；动而伸之，是谓泻。是所取信者在左手也，是谓知针。假令弹而不怒，爪下之后，不见有动脉之状，刺之不得气，乃与男外女内。又不得气，乃知十死不治，是所信者在右手，是何悟之晚也，是谓不知针。

迎而夺之安得无虚　随而济之安得无实
虚之与实若得若失　实之与虚若有若无 四十五

然迎而夺之者，泻其子也；随而济之者，补其母也。假令心病，泻手心主俞，是谓迎而夺之也；补手心主井，是谓随而济之也。所谓实之与虚者，濡牢之意也。气来牢实者为得，濡虚者为失，故曰若得若失也。

知迎知随 四十六

所谓迎随者，知荣卫之流行，经脉之往来也，随其逆顺而取之，故曰迎随。

东方实西方虚　泻南方补北方 四十七

然金木水火土，当更相平。东方实，则知肝实；西方虚，则知肺虚。泻南方火，补北方水。火者肝之子，水者肝之母，子能令母实，母能令子虚。故泻火补水，欲令金得平木也。《经》曰：不能治其虚，何问其余，此之谓也。

实实虚虚为害 四十八

假令肺实肝虚，用针者不补其肝，而反重实其肺，是谓实实虚虚，损不足而益有余，工之所害也。

泻实针方 四十九

血气已并，病形已成，阴阳相倾，补泻奈何？然泻实者，气盛乃纳针，针与气俱纳，以开其门，如利其户，针与气俱出，精气不伤，邪气乃下。外门不闭，以出其疾，摇大其道，如利其路，是谓大泻，必切而出，大气乃屈。

补虚针方 五十

持针勿置，以定其意，候呼纳针，气出针入，针孔四塞，精无从出，方实而疾出针。气入针出，热不得还，闭塞其门，邪气布散，精气乃得存。动无后时，近气不失，远气乃来，是谓追之。

摇针 五十一

刺肿摇针，经刺勿摇。

三刺则谷气至 _{五十二}

刺在阳分则阳邪出，刺在阴分则阴邪出，三刺则谷气至而止。所谓谷气者，已补而实，已泻而虚，故以知谷气至也。又邪气之来也紧而坚，谷气之来也徐而和，是其别也。故一刺阳邪出，再刺阴邪出，三刺则谷气至而止。所谓谷气至者，已补而实，已泻而虚，故知谷气至也。邪气之来也紧而疾，谷气之来也徐而和。脉实者，深刺之以泄其气。

【点评】此节文字系据《针灸甲乙经》卷五《针道终始》改编，其中"刺在阳分则阳邪出，刺在阴分则阴邪出"，原文作"一刺阳邪出，再刺阴邪出"，《灵枢·终始》同。

泻必用方补必用圆 _{五十三}

泻必用方者，以气方盛也，以月方满也，以日方温也，以身方定也，以息方吸而纳针，乃复候其方吸而转针，乃复候其方呼而徐引针。故曰：泻必用方，其气易行也。补必用圆，圆者行也，行者移也，刺必中其荣，复以吸排针也。故圆与方，非针也。故养神者，必知形之肥瘦，营卫血气之盛衰。血气者人之神，不可不谨养。

离合真邪补泻针方 _{五十四}

邪之入于脉也，如经水之得风也。经之动脉，其至也亦时陇起，其至于寸口也，时大时小，大则邪至，小则平。其行无常处，在阴在阳，不可为度。卒然逢之，早遏其路，吸则纳针，无令气忤，静以久留，无令邪布，吸则转针，以得气为故，候呼引针，呼尽乃去，大气皆出，故命曰泻。不足者，必先扪而循之，切而散之，推而按之，弹而怒之，抓而下之，通而取之，外引其门，以闭其神，呼尽纳针，静以久留，以气至为故，如待所贵，不知日暮。其气已至，适而自护，候吸引针，气不得出，各在其处，推阖其门，令神气存，大气留止，故命曰补。

去浊血五十五

邪之去络入于经也，舍于血脉之中，其寒温未相得，如涌波之起，时来时去，故不常在。方其来也，必按而止之，止而取之。去其浊血。留之于经，久则为痹。

刺因于形五十六

皮厚色黑者，深而留之，多益其数；皮薄色少者，浅而疾出其针。

刺因于病五十七

凡十二经之病，盛则泻之，虚则补之，热则疾之，寒则留之，陷下则灸之，不盛不虚，以经取之。

刺因于脉 五十八

诸脉急者多寒，刺急者，深纳而久留之。缓者多热，刺缓者，浅纳而疾发针，以去其热。大者多气少血，刺大者微泻其气，无出其血。滑者阳气盛，微有热，刺滑者疾发针而浅纳之，以泻其阳气而去其热。涩者少血少气，微有寒，刺涩者必中其脉，随其逆顺而久留之，必先按而循之，已发针，疾按其痏，无令其血出，以和其脉。诸小者，阴阳形气俱不足，勿取以针，而调以甘药也。

刺因于时 五十九

春刺井，夏刺荥，季夏刺俞，秋刺经，冬刺合。然春刺井者，邪在肝。夏刺荥者，邪在心。季夏刺俞者，邪在脾。秋刺经者，邪在肺。冬刺合者，邪在肾。

上实下虚针方 六十

一经上实下虚而不通者，此必有横络盛加于大经，令之不通。视而泻之，通而决之，是谓解结。

上寒下热　上热下寒针方六十一

上寒下热，先刺其项太阳，久留之。已刺，则火熨项与肩胛，令热上合乃止，所谓推而上之者也。上热下寒，视其虚脉而陷下于经络者，针而灸之，气下而止，所谓引而下之者也。

五病五取六十二

病在脏者取之井，病变于色者取之荥，病时间时盛者取之输，病变于音，经满而血者取之经，病在胃及以饮食不节得病者取之合。

五主六十三

井主心下满，荥主身热，俞主体重节痛，经主喘咳寒热，合主逆气而泄。○义详《开蒙集》"五门主治"条下。

足阳明六十四

足阳明五脏六腑之海，其脉大血多，气盛热壮。刺此者，不深不散，不留不泻也。

刺留呼则度_{六十五}

刺阳明者，深六分，留十呼，古道也。其他刺深五分、四分、三分、二分、一分，留七呼、五呼、四呼、三呼、二呼、一呼，皆以气血多少远近为度。

当刺井者以荥泻之_{六十六}

诸井者肌肉浅薄，不足使也。然诸井者母也，荥者子也。实者泻其子，故当刺井者以荥泻之。

春夏致一阴　秋冬致一阳_{六十七}

春夏温，必致一阴者，初下针，深而沉之，至肾肝之部得气，引持之，阳也；秋冬寒，必致一阳者，初纳针，浅而浮之，至心肺之部得气，推纳之，阴也。

下针之后或气先针行或气与针逢或针出而气独行或数刺乃知或发针气逆或数刺病益甚_{六十八}

阳盛之人，其神易动，其气易往，言语善疾，脏气有余，故神动而气先针行。阳多阴少之人，多喜数怒，阴阳之离合难，故其神不能先行，血气滑利，针入而气出相逢也。阴盛之人，其神难动，其气难行，阳气沉而内藏，故针已出，气乃随其后而独行也。其又甚者，多阴少阳，其气沉而难往，故数刺乃知。其气逆，与其数刺病益甚者，非阴阳之气使然，此粗之所败，工之所失也。

五脏已伤针不可治 六十九

用针者观察病人之态，以知精神魂魄存亡得失之意。五脏已伤，针不可治也。

宜甘药 七十

补阳则阴竭，泻阴则阳脱，如是者可将以甘药。

脏腑有病皆取其原 七十一

脐下肾间动气，人之生命也，十二经之根本也，故名曰原。三焦者，原气之别使，主通行三气，经历于五脏六腑。原者，三焦之尊号也。故所止辄为原。五脏六腑之有病者，皆取其原也。

十二原不同 七十二

《针经》论十二原与《难经》不同。盖以太渊、大陵、太冲、太溪、

太白为五脏之原，二五合为一十。又膏之原出于鸠尾，肓之原出于脖
胦，合为十二原，主治五脏六腑之有病者也。

六腑所合 七十三

胃合于三里，大肠合于巨虚上廉，小肠合于巨虚下廉，三焦合于
委阳，膀胱合于委中央，胆合于阳陵泉。六腑有病，取此六合。

膺俞背俞 七十四

膺俞中膺，背俞中背，谓针入之度也。

五刺五应针方 七十五

浅纳而疾发针，无及肌肉，如拔毛状，以取皮气，肺之应也。左
右前后针之，中脉为故，以取经络之血者，心之应也。左右鸡足，针
于分肉之间者①，脾之应也。直刺左右，尽筋上，以取筋痹，慎无出
血，肝之应也。直出直入，深纳之至骨，所以上下摩骨②，以取骨
痹，肾之应也。

---

① 分肉之间者：此后当据《针灸甲乙经》卷五《九针九变十二节五刺五邪》及《灵枢·官
针》补"以取肌痹"四字，与前后文例合。
② 所以上下摩骨：现行本《针灸甲乙经》《灵枢》及《针灸节要·五刺应五脏》均无。此
乃《灵枢》"十二刺"中"短刺"之文。

络脉会者皆见于外刺甚血方 七十六

经脉者，常不可见，其虚实以气口知之。脉之见者，皆络脉也。诸络脉皆不能经大节之间，必行绝道而出入，复合于皮中，其会皆见于外。故诸刺络脉者，必刺其结上甚血者。虽无血结，急取之，以泻其邪，出其血，留之发为痹。

十五络为病针方 七十七

手太阴之别，名曰列缺，起于腕上分间，去腕一寸五分。实则兑骨掌热；虚则欠㰦_{音祛，开口也}，小便遗数。

手少阴之别，名曰通里，在腕后一寸。实则支膈，虚则不能言。

手心主之别，名曰内夫，去腕二寸，出于两筋之间。实则心痛，虚则烦心。

手太阳之别，名曰支正，上腕五寸。实则筋弛肘废，虚则痂疥。

手阳明之别，名曰偏历，去腕三寸。实则龋齿耳聋，虚则齿寒痹膈。

手少阳之别，名曰外关，去腕二寸。实则肘挛，虚则不收。

足太阳之别，名曰飞扬，去外踝七寸。实则窒鼻，头背痛；虚则鼽衄。

足少阳之别，名曰光明，去外踝五寸。实则厥；虚则痿躄，坐不能起。

足阳明之别，名曰丰隆，去外踝八寸。气逆则喉痹卒喑；实则癫狂；虚则足不收，胫枯。

足太阴之别，名曰公孙。去本节后一寸。厥气上逆则霍乱；实则肠中切痛，虚则鼓胀。

足少阴之别，名曰大钟，当踝后绕跟。气逆则烦闷，实则癃闭，虚则腰痛。

足厥阴之别，名曰蠡沟。去内踝上五寸。气逆则睾肿卒疝，实则挺长热，虚则暴痒。

任脉之别，名曰尾翳。实则腹皮痛，虚则搔痒。

督脉之别，名曰长强。实则脊强，虚则头重高摇。

脾之大络，名曰大包，出渊液下三寸。实则一身尽痛，虚则百脉皆纵。此脉若罗络之血者，皆取之。

凡此十五络者，实则必见，虚则必下，视之不见，求之上下，人经不同，络脉异所别也，各取之于其所别。

刺寒热方 七十八

刺寒热者，皆多血络，必间日而取之，血尽乃止。

络气不足经气有余 经气不足络气有余 七十九

络气不足，经气有余者，脉口热满而尺寒涩也，秋冬为逆，春夏为从，治主病者。经虚络满者，尺热满，脉口寒涩也，此春夏死，秋冬生。治法：络满经虚，灸阴刺阳；经满络虚，刺阴灸阳。

调神针方 八十

心藏神，神有余则笑不休，不足则忧。有余则泻其小络之血，勿之深斥，无中其大经，神气乃平；不足则视其虚络，切而致之，刺而利之，无出其血，无泻其气，以通其经，神气乃平。刺微奈何？曰：按摩勿释，着针勿斥，移气于不足，神气乃得复。

调气针方 八十一

肺藏气，气有余则喘咳上气，不足则息利少气。有余则泻其经渠，无伤其经，无出其血，无泻其气；不足则补其经渠，无出其气。刺微奈何？曰：按摩勿释，出针视之。曰：故将深之，适人必革，精气自伏，邪气乱散，气泄腠理，真气乃相得。

调血针方 八十二

肝藏血，血有余则怒，不足则恐。有余则刺其盛经，出其血；不足则视其虚①，纳针脉中，久留之，血至脉大，疾出其针，无令血泄。刺留奈何？曰：视其血络，刺出其血，无令恶血得入于经，以成其疾。

---

① 虚：《针灸甲乙经》卷六《五脏六腑虚实大论》同，《素问·调经论》此下有"经"字，义长。

调形针方八十三

　　脾主肉，形有余则腹胀，泾溲不利，不足则四肢不用。有余则泻其阳经，不足则补其阳络。刺微奈何？曰：取分肉间，无中其经，无伤其络，卫气得复，邪气乃索。

调志针方八十四

　　肾藏志，志有余则腹胀飧泄，不足则厥。有余则泻然谷血者，不足则补其复溜。刺未并奈何，曰：即取之，无伤其经，以去其邪，乃能立虚。

脏腑胀论八十五

　　营卫留止，寒气逆上，真邪相攻，两气相搏，乃合为胀。

胀家针不陷肓则气不行八十六

　　治胀之方，无问虚实，工在疾泻。近者一下，远者三下。三刺不下者，不中气穴，则气内闭。针不陷肓，则气不行。徒中于肉，则胃气乱。当泻不泻，气故不下，必更其道，气下乃止。必审其脉，当泻则泻，当补则补，如鼓应桴，恶有不下者乎。

刺头痛方 _{八十七}

病在头，头疾痛，为针之，刺至骨，病已止，无伤骨肉及皮。皮者道也。阴刺，入一旁四处，治寒热。

治咳针方 _{八十八}

十二经皆有咳，治脏咳者治其俞，治腑咳者治其合。

疟疾为四末束乃取血者 _{八十九}

疟之且发也，阴阳之且移也，必从四末始。阳已伤，阴从之，故先其时坚束其处，令邪气不得入，阴气不得出。审候见之孙络，盛坚而血者，皆取之。此真往而未得并者也。

【点评】此为《素问·疟论》所载疟病发病前的针刺通用方。其发病机制为"阴阳之且移"，又知阴阳之会在四末，经曰"夫四末阴阳之会者，此气之大络也"（《动输》），据此可推知，如在发病之前紧缚四末则阴阳不得倾移而病不得发也。张介宾于此方下注曰"今北人多行此法"，则知直到明代民间仍用此方治疟。《医心方》卷十四引《集验方》的具体操作为"先其发时一食顷，用细左索绳坚束其手足十指，过时乃解"。这里需要注意的是，《疟论》经文虽言"坚束其处"，但如果目的是为了"审候见之在孙络盛坚而血者皆取之"，则不能束缚过紧。笔者实验的结果表明，束缚刺络血，太紧或太松血都不易出，只有适度出血才畅快。等达到预期出血量时应及时松开束带以止血。此束缚辅助法不仅适用于此方，同样也适用于所有针刺出血方。

治痿针方_{九十}

痿病治之，各补其荥而通其俞，调其虚实，和其逆顺，则筋脉骨①各以其时受气，而病已矣。

痿厥为四末束_{九十一}

痿厥为四末束，闷乃疾解之，日二。不仁者十日而知，无休，病已，止。

【点评】痿厥者，血气瘀阻，痹而不能行也。经文大义：病痿厥者，以绳带束缚四肢，及至麻木烦闷时，迅速解带，一日两次。不仁者经十日二十次治疗可显效，不要间断，病愈乃止。基于这一原理，并受《黄帝内经》按压冲脉的启发，后世创立了内容更丰富，应用更广的"动脉收放疗法"，现代临床上仍有应用。

---

① 　筋脉骨：此下当据《针灸甲乙经》卷十《热在五脏发痿》补"肉"字。

八虚受病发拘挛 九十二

肺心有病，其气留于两腋；肝有病，其气留于两肘；脾有病，其气留于两髀；肾有病，其气留于两腘。凡此八虚者，机关之室，真气之所过，血络之所由，八邪恶血因而得留，留则伤筋骨，机关不得屈伸，故拘挛。

痹聚脏腑针方 九十三

五脏有俞，六腑有合，循脉之分，各有所发，各随其过，则病瘳也。

筋痹针方 九十四

病在筋，筋挛骨痛，不可以行，名曰筋痹。刺筋上为故，刺分肉间，不可中骨也。筋炅病已，止。

骨痹针方 九十五

病在骨，骨重不可举，骨髓酸痛，寒气至，名曰骨痹。深刺，无伤脉肉为故，其道大分小分，骨热病已，止。

守筋守骨 九十六

能屈而不能伸者，病在筋。能伸而不能屈者，病在骨。在筋守筋，在骨守骨。

恢筋摩骨 九十七

筋痹者恢其筋，骨痹者摩其骨。

肌痹针方 九十八

病在肌，肌肤尽痛，名曰肌痹。得之伤于寒湿，刺大分小分，多发针而深之。诸分尽热，病已，止。无伤筋骨。筋骨伤，痛发若变。

三痹 九十九

风、寒、湿三气合而为痹。风气胜者为走痹，寒气胜者为痛痹，湿气胜者为着痹。

痹痛针有先后 一百

其痛从上下者，先刺其下以通之，后刺其上以脱之；其痛从下上者，先刺其上以通之，后刺其下以脱之。

【点评】此乃《灵枢·周痹》所载周痹之刺法，而治疗一般的痛痹"众痹"须用"分刺法"。

三刺——百一

刺营者出血，刺卫者出气，刺寒痹者内热。

寒痹热痹——百二

邪气留于筋骨之间，寒多则筋挛骨痛，热多则筋弛骨消，肉烁䐃①破，毛直而败。

痛止针方——百三

痛虽已止，必刺其处，勿令复起。

【点评】此为《灵枢·周痹》"众痹"之刺法，同样的刺法又见《素问·缪刺论》，曰"凡痹往来行无常处者，在分肉间痛而刺之"。

---

① 䐃：原作"胭"，通行本《针灸甲乙经》卷二《十二经脉络脉支别》下作"䐃"，今据明抄本《针灸甲乙经》改。

久痹不去出血—百四

久痹不去身者，视其血络，尽去其血。

经筋寒急用燔针—百五

随经而行，皆有小筋，谓之经筋。经筋为病，寒则反折筋急，热则筋缓不收。阳急则反折，阴急则俯不伸。燔针者，治寒急也。热则筋纵不收，无用燔针。

【点评】以水而言，水之大者曰"经水"，水之小者曰"落水"；以脉而言，脉之大者曰"经脉"，小者曰"络脉"；以筋而言，筋之大者曰"经筋"，吴氏以"小筋谓之经筋"者，误也。

燔针劫刺—百六

燔针劫刺，治寒痹肿痛挛急，反折转筋，前后相引，不可屈伸，以知为数，以痛为腧，此病生于外者也。病生于内者，治以熨引饮药。筋折纽绝，发而数甚者，死不治。

【点评】筋病有二：筋急和筋纵。《灵枢·经筋》所述十二经筋病候多为"筋急"之病，其外筋急者病轻易治，治以焠刺、恢刺、浮刺等筋刺法；内筋急者病重难治，在腹部深刺法没有成熟流行之前主要采用熨引饮药治疗。

筋引筋纵—百七

伤于寒，则筋引而阴缩入；伤于热，则筋缓而阴纵挺不收。伤于寒者，治在燔针劫刺；伤于热者，治在行水清阴器。

病在筋—百八

病在筋，燔针劫刺其下，及与急者。

【点评】《素问·调经论》这一治则明确指出刺经筋病须刺"筋急"处，后人特别是今人多未解其深义，在临床上也未自觉应用。

病在骨—百九

病在骨，焠针药熨。

病不知所痛—百—①十

病不知所痛，两跷为上。

---

① 一：原脱，据目录补。下同。

【点评】此出《素问·调经论》,《灵枢·官能》曰:"不知所苦,两跷之下。"即取阴跷(照海)、阳跷(申脉)。

缪刺 一百一十一

身形有痛,九候莫病,则缪刺之。缪刺者,左病刺右,右病刺左,胸腹病刺四肢,缪其处也。所以然者,络病而经不病故也。

巨刺 一百一十二

病在于左而右脉病者,则巨刺之。巨刺者,刺大经也。

微刺 一百一十三

按摩勿释,着针勿斥。曰"故将深之,适人必革",谓之微刺。微刺者,病邪微浅之刺也。

【点评】在《针灸甲乙经》和《素问·调经论》乃分别治疗"神之微"和"气之微"的两种刺微法,今吴崑合二为一,统称"微刺"。

分刺 一百一十四

分刺者，刺分肉之间，不伤大经也。

针戒 一百一十五

下针贵迟，太急伤血；出针贵缓，太急伤气。

【点评】此言出《金针赋》，非引自《针灸甲乙经》《素问》《灵枢》《难经》。明代《针灸大成》卷四《经络迎随设为问答》引作"岐伯曰：下针贵迟，太急伤血，出针贵缓，太急伤气，正谓针之不伤于荣卫也"，今人则误以为《灵》《素》之文。

救失针方 一百一十六

五脏之气已绝于内，用针者反实其外，是谓重竭。重竭必死，其死也静。治之者，辄反其气，取腋与膺。五脏之气已绝于外，用针者反实其内，是谓逆厥。逆厥必死，其死也躁。治之者，反取四末刺之。

六经气血不同_{一百一十七}

阳明多血多气，太阳多血少气，少阳多气少血，太阴多血少气，厥阴多血少气，少阴多气少血。故刺阳明出血气，刺太阳出血恶气，刺少阳出气恶血，刺太阴出血恶气，刺厥阴出血恶气，刺少阴出气恶血也。

针灸各有所宜_{一百一十八}

阳邪宜针，阴邪宜灸。风为阳邪，善行数变，施以针治，其功为易。寒湿阴邪，陷脉凝涩，必施艾火，其功乃全。

结络坚紧火之所治_{一百一十九}

阴阳皆虚，火自当之。针所不为，灸之为宜。结络坚紧，火之所治。

寒厥先熨后针_{一百二十}

善行水者，不能往冰；善穿地者，不能凿冻；善用针者，不能取四逆，血脉凝结坚搏不往来，亦不可即柔。故行水者，必待天温冰释；穿地者，必待冻解；人脉犹是。治厥者，必先熨火以调和其经，掌与腋，肘与脚，项与脊，以调其气，大道以通，血气乃行。后视其病脉，淖泽者刺而平之；坚紧者破而决之，气下乃止。

火调针方一百二十一

寒厥在足，宗气不下，脉中之血，凝而留止，弗之火调，针弗能取。

陷下则灸一百二十二

陷下则灸之。陷下者，血结于中，中有着血，血寒，故宜灸。

火补火泻一百二十三

五脏俞在背者，灸之则可，刺之则不可。气盛则泻之，虚则补之。以火补之，毋吹其火，须自灭了。以火泻者，疾吹其火，拊其艾，须其火灭也。

灸寒热二十九穴一百二十四

灸寒热之法，先灸项大椎，以年为壮数，次灸橛骨，以年为壮数。视背俞陷者灸之，举臂肩上陷者灸之，两季胁之间灸之，外踝上绝骨之端灸之，足小趾次趾间灸之，腨下陷脉灸之，外踝后灸之，缺盆骨上切之坚痛如筋者灸之，膺中陷骨间灸之，掌束骨下灸之，脐下关元三寸灸之，毛际动脉灸之，膝下三寸分间灸之，足阳明跗上动脉灸之，巅上一灸之，凡当灸二十九处。伤食灸之，不已者，必视其经之过于阳者，数刺其俞而药之。

灸疮不发 一百二十五

欲令灸发者，灸履鞴熨之，三日即发。

【点评】此出《针灸甲乙经》卷三，该书主要以《灵枢》《素问》《明堂》三书为素材，则此条文字当出自《黄帝明堂经》。古代化脓灸强调灸后要发灸疮，不同时代发灸疮方法不同，此即其中一种。

诸病在内取八会 二百二十六

腑会太仓，脏会季胁，筋会阳陵泉，髓会绝骨，血会膈俞，骨会大杼，脉会太渊，气会膻中。诸病在内者，取其会之气穴也。○绝骨当作枕骨。

【点评】"绝骨当作枕骨"，参看卷一"窍阴"点评。

热病气穴 一百二十七

三椎下间主胸中热，四椎下间主膈中热，五椎下间主肝热，六椎下间主脾热，七椎下间主肾热。

热病宜寒 一百二十八

诸治热病者，以饮之寒水乃刺之。必寒衣之，居止寒处，身寒而止也。

待时 一百二十九

营未交，曰今且得汗，待时而已。

【点评】此条见于《素问·刺热》，原文作"太阳之脉，色荣颧骨，热病也，荣未交，曰今且得汗，待时而已。与厥阴脉争见者，死期不过三日，其热病内连肾，少阳之脉色也。少阳之脉，色荣颊前，热病也，荣未交，曰今且得汗，待时而已，与少阴脉争见者，死期不过三日"。吴氏删节太过，使文义不全。

止汗针方 一百三十

取阴而汗出甚者止之阳，取阳而汗出甚者止之阴。

又方 一百三十一

热病，泻之则热去，补之则汗出。汗出太甚者，取内踝上横脉以止之。

【点评】此条见于《灵枢·刺病》，原文作"热病而汗且出，及脉顺可汗者，取之鱼际、太渊、大都、太白，泻之则热去，补之则汗出，汗出太甚，取内踝上横脉以止之。"吴氏删节太过，使文义不全。

热病五十九刺—百三十二

头上五行，行五。中行五穴，上星、囟会、前顶、百会、后顶。次两旁五穴，五处、承光、通天、络却、玉枕。又次两旁五穴，临泣、目窗、正营、承临、脑空，五五合二十五穴者，以越诸阳之热逆也。大杼、风门、缺盆、膺俞，此八者以泻胸中之热也。气街、三里、巨虚上下廉，此八者以泻胃中之热也。云门、髃骨、委中、髓空，此八者以泻四肢之热也。魄户、神堂、魂门、意舍、志室，此十者以泻五脏之热也。凡此五十九穴者，皆热之左右也。

【点评】《黄帝内经》所说"五十九刺"者有二，此条五十九刺者见《素问·水热穴论》，"承临"即"承灵"，然卷二《窦太师〈标幽赋〉吴注》也作"承临"，盖吴氏别出新意。"髓空"，《针灸甲乙经》中以"髓空"，或"髓孔"为名者，有"腰俞""大迎"二穴，此处应指腰俞穴。另一种"五十九刺"见于《灵枢·热病》，曰："所谓五十九刺者，两手外内侧各三，凡十二痏；五指间各一，凡八痏，足亦如是；头入发一寸旁三分各三，凡六痏；更入发三寸边五，凡十痏；耳前后口下者各一，项中一，凡六痏；巅上一，囟会一，发际一，廉泉一，风池二，天柱二。"

热病九不针—百三十三

一曰，汗不出，大颧发赤者死。二曰，泄而腹满甚者死。三曰，目不明，热不已者死。四曰，老人婴儿，热而腹满者死。五曰，汗不出，呕血者死。六曰，舌本烂，热不已者死。七曰，咳而衄，汗出，出不至足者死。八曰，髓热者死。九曰，热而痉者死。痉，谓腰反折，瘈疭，齿噤齘也。

水俞五十七穴灸之所宜—百三十四

少阴主肾，肾主水，肾者胃之关，关门不利，故聚水而从其类，上下溢于皮肤，故为胕肿。胕肿者，聚水而生病也。肾汗逢于风，外不得越于皮肤，客于玄府，行于皮里，亦为胕肿，主此者五十七穴。尻上五行，中行五穴：长强、腰俞、命门、悬枢、脊中。次两旁五穴：白环俞、中膂内俞、膀胱俞、小肠俞、大肠俞。又次两旁五穴：秩边、胞肓、志室、肓门、胃仓，五五合二十五穴，此下焦肾气之所输也。伏兔上各二行，少阴所发者五穴：横骨、大赫、气穴、四满、中注。阳明所发五穴：气街、归来、水道、大巨、外陵，左右合二十穴，此肾之街也。阴之结于踝上各一行，行六：大钟、照海、复溜、交信、筑宾、阴谷，左右合成十二穴，此肾脉之下行也，名曰太冲。凡五十七穴，积阴之所聚，水之所客，灸之所宜也。

大风针方 一百三十五

病大风，骨节重，须眉坠。刺肌肉为故，汗出百日；刺骨髓，汗出百日。凡二百日，须眉生而止针。

又方 一百三十六

数刺其肿上，已刺气至，以锐针针其处，按出其恶气，肿尽乃止。常食方食，无食它食。

食戒 一百三十七

病在筋，无食酸。病在气，无食辛。病在骨，无食咸。病在血，无食苦。病在肉，无食甘。口嗜而欲食之，不可多也。

天忌勿犯 一百三十八

凡刺，察日之寒温，月之虚盛，四时气之浮沉，参伍相合而调之，勿犯其寒、其虚、其沉也。

六脱不刺——百三十九

精脱者耳聋；气脱者目不明；津脱者腠理开，汗大泄；液脱者骨痹，屈伸不利，色夭，脑髓消，胫酸，耳数鸣；血脱者，色白，夭然不泽；脉脱者，其脉空虚。

死生　可治易治　难治难已　益甚不治——百四十

形气有余，脉气不足，死；脉气有余，形气不足，生；形气相得，谓之可治；脉弱以滑，是有胃气，命曰易治；形气相失，谓之难治；色夭不泽，谓之难已；脉实以坚，谓之益甚；脉逆四时，谓之不治。

病脉相左——百四十一

病热脉静，泄而脉大，脱血而脉实，病在中而脉实坚，病在外而脉不实坚，皆为难治。

六经终不刺——百四十二

太阳终者，戴眼反折，瘛疭，其色黑，绝汗乃出，出则死矣。少阳终者，耳聋，百节皆纵，目环绝系，绝系一日半死，其死也，色先青，白乃死矣。阳明终者，口目动作，善惊妄言，色黄，其上下经盛，不仁则终矣。少阴终者，面黑，齿长而垢，腹胀闭，上下不通而终矣。太阴终者，腹胀闭，不得息，善噫，善呕，呕则逆，逆则面赤，不逆则上下不通，不通则面黑，皮毛焦而终矣。厥阴终者，中热嗌干，善溺，心烦，甚则舌卷，囊上缩而终矣。

察鱼际——百四十三

手鱼际之脉多青，胃中寒也；多赤，胃中热也；黑者，留久痹也；其有赤、有黑、有青者，寒热气也；其青短者，少气也。

望知——百四十四

两眉之间，薄泽为风，冲浊为痹，在地为厥。赤色出于两颧，大如拇指者，病虽愈，必卒死。黑色出于颜，大如拇指，不病亦必卒死。五色青黑色为痛，黄赤为热，白为寒。色泽为吉，色墏为凶。五色并见为寒热。

夭寿当知——百四十五

形充而皮肤缓者寿，形充而皮肤急者夭。形充而脉坚大者顺，形充而脉小弱者气衰，气衰者危。形充而颧不起者骨小，骨小则夭，形充肉䐃坚而有分者寿，形充而肉无分理不坚者内脆，内脆则夭。此天之立形定气，临病人决死生者所当知也。○墙基卑，高不及其地者，不满三十而死。其有因加疾者，不及二十而死也。平人气胜形者寿。病而形肉脱，气胜形者死，形胜气者危。

面部主脏腑支局 一百四十六

见于庭者，首面也；眉间以上者，咽喉也；眉间以中者，肺也；次下①者，心也；直下者，肝也；肝左者，胆也；下者，脾也；方上者，胃也；中央者，大肠也；夹旁者，肾也；当肾者，脐也；面王以上者，小肠也；面王以下者，膀胱字子处也；颧者，肩也；后颧者，臂也；臂下者，手也；目内眦上者，膺乳也；夹绳而上者，背也；循牙车以下者，股也；中央者，膝也；膝下者，胻也；当胻以下者，足也；巨分者，股里也；巨屈者，膝膑也，此五脏六腑支局之部也。五脏五色之见者，皆出其部。骨陷者必不免于病也。其部色乘袭者，病虽甚不死也。○面有内部，有外部，其色从外部走内部者，其病从外走内；其色从内部走外部者，其病从内走外。○五色上行者，病亦甚；五色下行如云雾之散者，病方己。○诸色兼黄者生，诸色失黄者死。

附：七传者死 间脏者生说 一百四十七

《难经》：心病传肺，肺病传肝，肝病传脾，脾病传肾，肾病传心。每句皆是七传，以天干配脏腑次而推之，第七位是胜己贼邪，故死。心传脾，脾传肺，肺传肾，肾传肝，肝传心，每句皆是间脏，亦

---

① 次下：《针灸甲乙经》卷一《五色》作"下极"。

以间一天干者为母子也，母子有相生之义，故云间脏者生。自有《难经》以来，传注皆悖，今特发之。七传者不治，间脏者视气血而调之。

【点评】此出《难经·五十三难》，历代医家注解皆不能达意，吴氏此注的确发前人之所未发，于文理、医理皆合。考《难经》此难源出于《灵枢·病传》，原文明言"诸病以次相传，如是者，皆有死期，不可刺也；间一脏及二三四脏者，乃可刺也"，即五脏之病按五行相克依次传为逆有死期，如在相传次序中间隔一脏及二三四脏者为顺，可治也。故最早注《难经》的吕广认为《难经》此难的"七传"当据《灵枢》改作"次传"。

附：人有两死而无两生说——百四十八

《灵枢》云"人有两死而无两生"，此言何谓也？盖云：二之为有两，不二为无两。人身气血判而为二，死之徒也。阴根于阳，阳根于阴，合而不二，生之徒也。

【点评】此条明言"《灵枢》云人有两死而无两生"，然所录文字却与《针灸甲乙经》合。如果不看上下文，吴崑的解说可以成立；如果看完整的《针灸甲乙经》经文"营卫者精气也，血者神气也，故血之与气，异名同类也。故夺血者无汗，夺汗者无血。故人有两死而无两生也"，吴氏的注解则未反映经文的本意。通览本集全部148条，吴崑自言系依据"《素》《难》《针经》神妙之旨"所述，而经笔者逐条核查，发现大多条文系《内经》《难经》有关针灸论述的摘编、改编，非直录经文，特别是吴氏引录经文时常常删节太过，缺失了原文的语境，读者很难正确理解。其中特别值得一提的是，引录《内经》之文多据《针灸甲乙经》一书，而非直接抄录《素问》《灵枢》。也有的条文引自后世医书，例如"针戒一百一十五"即引自《金针赋》。

针方六集卷之四　旁通集

古歙鹤皋吴崑述

海阳忍庵程标梓

叙曰：郡邑之医，以药为政者，九十其徒；以针为政者，百难一二。然皆朝夕由之，而不察其所以然者也。今欲善与人同，莫若因其所明以通之。以药明针，亦一道也。于是作"旁通集"。

【点评】针灸与用药，并为疗疾之手段，法当因证而施。故孙思邈云："知针知药，固是良医。"元末以下针道渐微，与方药之兴呈鲜明对照，有感于此，吴氏特设"旁通集"以药明针，发扬针道。业医者览此，当触类旁通矣。

针药无二致

药有汗、有吐、有下、有温、有凉、有补；针亦能汗、能吐、能下、能温、能凉、能补。今须顿悟得破针理药理，何物使之若此，又何以更无二致，方入妙境。

针药兼有二

药有气有味，有厚有薄，有升有降，有阴有阳，有入肝、入心、入脾、入肺、入肾之殊，为木、为火、为土、为金、为水之异；针有浮有沉，有疾有徐，有动有静，有进有退，有刺皮、刺脉、刺肉、刺筋、刺骨之殊，取井、取荥、取输、取经、取合之异，针药二途，理无二致。

针药正治三

用药之道，升降浮沉则顺之，寒热温凉则逆之，治之正也；用针之道，正经自病则巨刺，正经不病则缪刺，亦治之正也。

针药并因于病四

药有轻剂、重剂、平剂、调剂，因病而为之轻重也；针有巨刺、缪刺、微刺、分刺，亦因病而为之浅深也。

针药短长五

药类始于《神农本经》，盖三百六十五种，延至于今时《本草》所载，通计一千八百九十二种，药何繁也。至于针，则九者而已，针何寡也。然有穷年积岁，饮药无功者，一遇针家施治，危者立安，卧者立起，跛者立行，是药之多，不如针之寡也。然针不难泻实，而难补虚，一遇尪羸，非饮之甘药不可。是针之补，不如药之长也。上工以神良自期，必两者通明而时出之，始为全技。

两不精良六

古昔良工，率针药并神，故名高一世。末世持针者不知针，用药者不知药，不能不为之太息，有如针家不明经之阴阳奇正，往来逆顺，穴之八法五门，四根三结，法之补泻迎随，疾徐进退，吾不知其何以为针。药家不审六经所宜，五脏所入，与夫升降浮沉、寒热温平、良毒之性，宣通补泻、轻重滑涩燥湿、反正类从之理，吾不知其何以为药。如是而欲治病，病何赖焉？

上古用针曲尽其妙七

病邪甚者，主以重剂，酌以大方；病邪微者，以平剂调之，药之正也。八法每以四针为主，以进退疾徐为轻重，亦针之正也。上古于轻邪小疾，用针犹有曲尽之妙。曰：病在皮肤无常处者，取以镵针于病所，镵针者，头大末锐，令无深入而阳气出也；病在分肉间者，取以圆针，圆针者，筒身圆末，其锋如卵，以泻肉分之气，令不得伤肌肉也；病在脉，少气，当补之以锓针，锓针者，身大末圆，如黍米之锐，令可以按脉勿陷，以致其气，使邪气独出，针于井荥分输也。上古以此三针刺微邪小疾，曲尽其妙者也。学者潜心体念，自然有得，义与轻调缓淡之剂，殊途共辙。

作用相符 八

药有单方，一药而主一病也；针有特刺，一穴而主一病也。用药寒之而不寒，则饮之寒水；用针刺热病者，亦先饮以寒水。用药温之而不热，则用乌附；用针者亦有燔针灼艾。针之与药，作用相符如此。

针药治同 九

药家热者寒之，寒者热之，实者泻之，虚者补之，陷下者升之；针家热则疾之，寒则留之，实则迎之，虚则随之，陷下则灸之。针药异途，治则同也。

针药自然之理 十

药之升阳者皆汗，沉阴者皆下，甘温者皆和，苦者皆涌泄，淡者皆渗利，辛者皆散，酸者皆收，咸者皆润，自然之理也。刺家补太阳、阳明则汗，泻阳明、太阴则下，调少阳、厥阴则和，补阴维则涌逆，泻阴跷则渗泄，摇动皆散，静留皆收，引而致之皆润，亦自然之理也。

针药犹兵 十一

药有小方不足以去病，故立重方。重方者，二方、三方合而一之也，此犹合从连衡，用众之兵也。针有特刺不足以去病，故主群刺。群刺者，原、别、根、结，合而刺之也。此犹守郊关，严险隘，穷搜大索之兵也。

针药勿过 十二

药有尽剂而病方去者，尽剂可也。有饮药未半而病已者，不必尽剂可也。针有尽法而病方去者，尽法可也。有小施针法而病即已者，不必尽法可也。盖药之过剂，针之过法，皆足以损人也。

针药再施 十三

用药病已，未久而复病者，再投之药；用针病已，未久而复病者，再施之针。

戒实实虚虚 十四

《伤寒例》云：桂枝下咽，阳盛则毙；承气入胃，阴盛乃亡。用药者之戒重实重虚也。五脏之气已绝于内，用针者反实其外；五脏之气已绝于外，用针者反实其内。如此而死者，医杀之耳。用针者之戒实实虚虚也。

救实实虚虚十五

阳盛缪用桂枝者，急救以黄连解毒；阴盛缪用承气者，急救以附子理中。五脏之气绝于内，用针者反实其外，是谓重竭。重竭必死，其死也静，治之者辄反其气，取腋与膺。五脏之气绝于外，用针者反实其内，是谓重逆。重逆必死，其死也躁，治之者反取四末刺之。凡此救死之方，急施则生，缓之则死，针药之所同也。

针药审气十六

用药审气，辛热、辛温、辛凉，气之殊也。气类千端，不出三品，药家必审而用之。用针审气，经气、邪气、谷气，气之殊也，病态千端，候气施治，不出此三者，针家必审而调之。

针药保元十七

用药以元气为重，不可损伤，故峻厉之品不轻用，恐伤元气也；用针亦以元神为重，不可轻坏，五脏之俞不刺，恐伤元神也。

奉天时十八

春宜吐，夏宜汗，秋宜下，药之奉天时也；春亟治络俞，夏亟治经俞，秋亟治六腑，冬则闭藏，用药而少针石，针之奉天时也。

修人事十九

饮药者必远酒远色，去劳去怒，去厚味，所以修人事也；已刺者必勿内勿醉，勿劳勿怒，勿饥勿饱，亦所以修人事也。

针药调剂二十

药有刚有柔，刚剂佐之以柔，柔剂佐之以刚，刚柔相济，气血兼调者，药之正也；刺有阴有阳，审其阴阳，以别柔刚，阳病治阴，阴病治阳，定其血气，各守其乡，血实者宜决之，气虚者宜掣引之，皆气血兼调之意也。

以气为主二十一

用药以气为主，曰益气、曰正气、曰流气、曰清气、曰化气、曰降气，纷纷以气名汤者，气能统血，气治而血亦治也；用针者亦以气为主，曰候气、曰见气、曰得气、曰引气、曰致气、曰行气，谆谆以气立法者，气能运血，气和而血亦和也。故胃气绝者，药亦无功；候气不至者，针亦无所用也。

针药所长 二十二

败血积于肠胃，留于血室，血病于内者也，必攻而去之，药之所长，针不得而先之也；败血蓄于经隧，结于诸络，血病于外者也，必刺而去之，针之所长，药不得而先之也。里有败血，用药者必佐以辛温；表有败血，用针者必佐以熨烙，理一也。败血得寒则凝，得热则散故也。

六经八法 二十三

用药治病，必分六经者，祖述仲景也。知之者取效甚捷，如能随症体验，敬慎勿失则千人之杰也。用针治病，率由八法者，祖述汉卿也。奉之者立见神功，又能随证察理，不落暗昧，则万夫之雄也。

主脾胃重升阳 二十四

东垣用药，以脾胃为主。俗医但知其补益中气，而不知其妙于升阳。其用升、柴、羌、防等诸风药者，升清阳之气于地中也。盖天地之气一升，则万物皆生；天地之气一降，则万物皆殂。此其用升阳诸品深意也。故升阳益胃、升阳和中、升阳除湿、升阳散火、升阳举经、升阳调经、升阳益血，无往而非升阳云者，得升生之妙旨也。刺家用针，亦以脾胃为主，而重于升阳。曰：下手处，认水土作根基。水，肾也；土，脾胃也；作根基，亦为主也。曰从阴引阳；曰当补之时，从卫取气；曰秋冬各致一阳；曰陷下则灸之，是皆升阳之旨，先东垣而符者也。

针药方宜二十五

丹溪用药，多以滋阴制火去湿为主。滋阴制火，如二母、二冬、三黄、四物、龙荟、虎潜，补天益肾之类，谓滋阴则火自降也。去湿如二陈、二妙、四君、五苓，省风除湿之品，皆其日用常施之剂非其偏也。谓东南卑湿之区，湿热为病，十居八九，方之所宜也。刺家用针亦有方宜，经曰：东方之域，天地之所始生也。其民食鱼而嗜咸，鱼者使人热中，咸者胜血，故其病皆为痈疡，其治宜砭石。南方者，天之所长养，阳之所盛，雾露之所聚也。其民嗜酸而食腐，故其病挛痹，其治宜微针。是皆地势使然，方之所宜一也。

明热俞五十九穴二十六

刘完素用药，以火热立论，其主通圣散一方，以治风热，甚为周匝无间。方内用防风、麻黄以解表，风热之在皮肤者，得之由汗而泄；用荆芥、薄荷以清上，风热之在巅顶者，得之由鼻而泄；大黄、芒硝，通利药也，风热之在肠胃者，得之由后而泄；滑石、栀子，水道药也，风热之在决渎者，得之由溺而泄；热淫于膈，肺胃受邪，石膏、桔梗，清肺胃也；而连翘、黄芩，又所以却诸经之游火；热伤于血，阴脏失营，川芎、归、芍，益阴血也；而甘草、白术，又所以和胃气而调中。人知刘守真长于治热如此，而不知其得之《素问》热病五十九刺者深也。《刺热论》曰：头上五行行五者，以越诸阳之热逆也；大杼、膺俞、缺盆、风门，此八者以泻胸中之热也；气冲、三里、巨虚上下廉，此八者以泻胃中之热也；云门、髃骨、委中、髓空，此八者以泻四肢之热也；五脏俞旁五，此十者以泻五脏之热也。凡此五十九穴者，皆热之左右也。上古刺热病之方，如此周悉，刘守真立通圣散一方，实与五十九刺争美，无亦私淑其旨而得之深乎？不然，何若符节之相契也。

【点评】"《刺热论》曰"此下文字引自《素问·刺热论》王冰注。原经文出自《素问·水热穴论》。

明水俞五十七穴二十七

《内经·水论》云：水病下为胕肿大腹，上为喘呼，不得卧者，标本俱病。后世用药治之，有主脾胃者，则用健脾分水之品；又审其为阴水者，主行水温经之品；审其为阳水者，主行水清热之品，此治水之正传也。正治不愈，鲜不束手待毙矣！《内经》治水五十七穴论曰：肾俞五十七穴，积阴之所聚，水之所从出入也。尻上五行行五者，此肾俞，水气之所留也，伏兔上列于少腹者各二行行五者，此肾之街也。踝上各一行行六者，此肾脉之下行也，名曰太冲。凡五十七穴，皆脏之阴络，水之所客也。刺家群五十七刺而刺之，则水出而经气太泄，亦必九十不救。良工主以灼艾，则阴水虽凝结，犹得丽日东风，宇宙暄和，无不泰之物矣。

【点评】所引《内经·水论》文字实见于《素问·水热穴论》。

药有炮炙针有作用二十八

明医治病，必主官方。方必君臣佐使，药必精良炮炙。欲其入血，则炮以酒；欲其行痰，则炮以姜；欲其入肝，则炮以醋；欲其入肾，则炮以盐，此一定之法也。刺家定其经穴，则官方也；穴有阴阳配合，则君臣佐使也；穴得其正，则精良也；刺合于法，则炮炙也。故循扪以摄气，弹怒以致血，爪下以取营，伸提以及卫，皆作用之法也。针之有作用，犹药之有炮炙也；不知作用者，用生药之医也。穴失其正者，药未精良也；不知阴阳配合者，方之无君臣佐使也。

作用同方二十九

动退空歇迎夺右，皆泻也，犹方之青龙、白虎、陷胸、承气，有泻而无补也。推纳进搓随济左，皆补也，犹方之益气、养荣、八珍、十全，有补而无泻也。训义在《标幽赋》中。

针药阴阳反佐三十

仲景白通汤，回阳之药也。以人尿、猪胆汁与姜附同方者，用之反佐，与阴气相求，而成回阳之功也。刺寒厥者二阳一阴，亦此意也。河间桂苓甘露饮，治暑之剂也。以桂心与三石、四苓同方者，用之反佐，与阳气相求，而成清暑之功也。刺热厥者二阴一阳，亦此意也。

针药有序三十一

张长沙治伤寒，必先治其表，然后治其里；李明之治内伤，必先化其滞，然后补其中。疡医治疮毒，必先去其腐，然后生其新；必先溃其脓，然后补其气。若失其先后之宜，不惟治之无功，害且随之矣。刺家亦有先后之序，阳先病者先刺其阳，阴先病者先刺其阴，失其先后之宜，亦无功而有害。慎之慎之！

针药不治三十二

善药者，必察病人形气色脉，而后用药。药当病情而不验者，脾胃气绝，而药不为之运化也。善针者，亦必察病人形气色脉，而后下针。针当病情而无功者，经气败绝，而候之不至也，均之不治之疾也。

针药待时已病三十三

药有一剂知，二剂已者，新病也，外感有余之邪也。有以岁月见功者，虚邪也，内生不足之疾也。针之所长，亦长于有余之实邪耳。至于脏气不足，亦必饮以甘药，待时而已可也。

不知医 三十四

世人饮药百剂，不见寸功，而犹饮药不已者，喻之饮药者众也。有一人喻之针有神功，必缩颈吐舌者什九，此由知针者寡，又耳目未尝与神良之徒相习也。以丹溪之贤，不远千里而访东垣，适东垣物故，录东垣手集之书而归，但采其方药辨论，而尽弃其用针。此犹学仲尼者，得其一体，以为至足耳。或以大成之医誉丹溪，非惟不知丹溪，抑亦不知医也。

因病制宜 三十五

以药取汗者，必拥覆其身，以药主吐者，必坚束其腹；上体病者后食而药，下体病者先食而药；肤病者昼服，骨病者夜服，皆因病而制宜也。针家刺热病者，如手探汤，疾也；刺寒清者，如人不欲行，留也；刺虚者刺其去，刺实者刺其来；刺上关者㰤不能欠，刺下关者欠不能㰤；刺犊鼻者屈不能伸，刺内关者伸不能屈；病高而内者取之阴陵泉，病高而外者取之阳陵泉；阴有阳疾者取之下陵、三里，亦因病而制宜也。

针药不可为 三十六

仲景不治两感之伤寒，非短于药也；医和不驱二竖于膏肓，非短于针也。病在不可为，即针药神良，亦无可恃也。三仁不能以存殷，二义不能以匡汉，皆是物也。

针药可为三十七

卢扁刺维会，而起虢太子之尸厥；华佗刮肢骨，而疗关壮缪之镞毒。针药固神良，而事机亦可为也。

【点评】"关壮缪"者即关羽。"壮缪侯"是其谥号。

药审三因三十八

言用药治病，必详审病之三因。三因者，外因、内因、不内外因也。风、寒、暑、湿、燥、火，六气伤人为外因；喜、怒、忧、思、悲、恐、惊，七情致疾为内因；跌扑损伤、瘤气、结核、痈肿为不内外因。用药者必详审何因为病而施治也。

针椎揆一三十九

针惟揆一者，不问风，不问寒，不问暑、湿、燥、火、七情、内伤、跌扑、瘤核、痈肿等因，只问病在何经，察其寒、热、虚、实而施针治，在乎明阴阳、顺逆、补泻而已。今以揆一之法明著于后，示人以八法为宗，如轨如型，如章如程，的鹄一途，左右逢原，无难起之疾矣。

揆八法一　四十

药家有问病发药者，刺家问病施针，亦其事也。有如病人脊强反折，奇经督脉为病也。病人头如破，目似脱，项如拔，脊如僵，腰似折，髀不可以曲，腘如结，腨似裂，足小趾不用，目黄泪出，衄血身热，足太阳膀胱经受病也。病人阴缓而阳急，奇经阳跷为病也。病人嗌痛颔肿，不可回顾，肩似拔，臑似折，耳聋，目黄，颊肿，颈颔肩臑肘臂外后廉皆痛，手小指不用，手太阳小肠经受病也。此四经受病，不问风寒暑湿燥火，杂揉相协，揆之八法，宜刺后溪、申脉。以后溪二穴，手太阳所发，通乎督脉；申脉二穴，足太阳所发，通乎阳跷。四穴并刺，上下交通，四经之所过者，无不去之疾。吾尝例之于麻黄、桂枝、葛根、青龙，信不虚矣。

揆八法二　四十一

有如病人腰腹纵，溶溶如囊水之状，若坐水中，奇经带脉受病也。病人口苦耳聋，胁痛不能转侧，寒热往来，善太息，面微尘，体无膏泽，头痛，耳前后痛，目锐眦痛，缺盆中肿痛，腋下肿，马刀夹瘿，汗出振寒，胸胁肋髀膝外至胫绝骨、外踝前及诸节皆痛，足小趾次趾不用，此足少阳胆经受病也。病人溶溶不能自收持，为病苦寒热，奇经阳维为病也。病人耳聋，浑浑焞焞，嗌肿喉痹，汗出，目锐眦痛，颊痛，目后肩臑肘臂皆痛，手小指次指不用，此手少阳三焦经受病也。此四经受病，不拘六气杂揉，协邪为患，揆之八法，宜刺临泣、外关。以临泣二穴，足少阳所发，通乎带脉；外关二穴，手少阳所发，通乎阳维。四穴并刺，表里皆和，四经之所属者，宜无留疾。吾尝例之三化、双解、大小柴胡、通圣、温胆诸方，非谬矣。

揲八法三四十二

有如病人气逆而里急，此奇经冲脉为病也。病人舌本强痛，食呕不下，胃脘痛，腹胀善噫，得后与气则快然如衰，身体皆重，不能动摇，烦心，心下急痛，便溏，瘕泄，水闭，黄疸，不能卧，强立，股膝内肿，足大趾不用，此足太阴脾经受病也。病人洒洒然振寒，善伸数欠，颜黑，病至则恶人与火，闻木声则惕然而惊，心欲动，独闭户牖而处，甚则欲升高而歌，弃衣而走，贲响腹胀，狂疟温淫，汗出，鼽衄，口喝唇胗①，颈肿喉痹，大腹水肿，膝膑肿痛，膺、乳、气街、股、伏兔、骭外廉、足跗上皆痛，足中趾不用，气盛则身以前皆热，消谷善饥，溺色黄，不足则身以前皆寒栗，寒则胀满，此足阳明胃经受病也。病人怅然失志，善心痛，奇经阴维为病也。病人手心热，臂肘挛急，腋肿，甚则胸胁支满，心中澹澹大动，面赤目黄，喜笑不休，烦心，心痛，此手厥阴心主受病也。此五经受病，不拘六气七情，揲之八法，宜刺公孙、内关。以公孙二穴，足太阴所发，通乎冲脉，络足阳明；内关二穴，手厥阴所发，通乎阴维。四穴并刺，针气一行之后，三焦快然，凡五经之病，无不除治。吾尝例之泻心、凉膈、大小陷胸、调胃承气诸方者，以验之者素也。

---

① 胗：原作"疹"，据卷一改，与《灵枢·经脉》合。

揆八法四 四十三

有如男子内结七疝，女子带下瘕聚，皆奇经任脉为病也。病人肺作胀满，膨膨而喘咳，缺盆中痛，甚则交两手而瞀，上气喘渴，烦心胸满，臑臂内前廉痛，掌中热，气盛有余则肩背痛，风寒汗出，中风，小便数而欠，气虚则肩背痛寒，少气不足以息，溺色黄变，卒遗矢，此手太阴肺经受病也。病人阳缓而阴急，奇经阴跷为病也。病人饥不欲食，面如漆紫①，咳吐有血，喝喝而喘，坐而欲起，目䀮䀮如无所见，心如悬若饥，气不足则善恐，心惕惕如人将捕之，口苦舌干咽肿，上气嗌痛，烦心，心痛，黄疸，肠澼，脊股内后廉痛，痿厥嗜卧，足下热而痛，此足少阴受病也。凡此四经受病，不拘外感诸邪，内伤六欲，揆之八法，宜刺列缺、照海。以列缺二穴，手太阴所发，通于任脉；照海二穴，足少阴所发，通于阴跷。四穴并刺，针气一行之后，四经所历之处，病无不去，气无不和。吾尝例之三黄二母、犀、薄、甘、桔诸方者，以验之者非一日也。

八法内训 四十四

以上八法，主治新病、实邪、阳邪，下针宜泻，效亦立见。有不应者，加之循摄爪切，反复搓捻提按，病去而后出针。久病、虚邪、阴邪，下针宜补。有不应者，加以熨烙、燔针、灼艾，可以收全功。《经》曰：盛则泻之，虚则补之，热则疾之，寒则留之，陷下则灸之，

---

① 紫：《灵枢，经脉》原作"柴"，吴崑于此处及卷一均改作"紫"。

不盛不虚，以经取之，正此之谓。

八法外训四十五

按八法八穴者，以其通乎奇经八脉也。在手部不及阳明大肠经及少阴心经；在足部不及厥阴肝经者，非缺也。列缺本络手阳明，心主犹之乎心，又肝肾之邪同一治，皆不及之及也。

附：修《金针赋》

东垣著《内外伤辨》，救认证之谬也；丹溪作《局方发挥》，救用方之失也；崑虑针之敝于末世久矣，乃仿二贤之救失，修《金针赋》如下方。

【点评】此篇系吴崑对《金针赋》的讨论及修正。凡吴崑之言皆排作小四号仿宋体，使不相杂也。

金针赋共二十四条一

赋云：手足三阳，手走头而头走足；手足三阴，足走腹而胸走手。逆之者为泻，为迎；顺之者为补，为随。

候气议二

男子之气，早在上而晚在下，取之必明其理；女子之气，早在下而晚在上，用之贵及其时。午前为早，为阳；午后为晚，为阴。男女上下，平腰分之。

〇此亦无根之言，不必拘此。

裁赋下针法 三

下针之法，先须循摄孔穴，以左手大指爪甲按而重切之，次以右手食指弹二三十下，令穴间赤起，经所谓"弹而怒之"是也。次令咳嗽一声，以口内温针，随咳而下，徐徐捻入。初至皮部，名曰天才；少停进针，刺至肉分，名曰人才；又停进针，刺至筋骨之间，名曰地才，就当捻转。再停良久，退针至人才之分，待气沉紧，倒针朝病，进退往来，疾徐左右，因病而施。

针知 四

气速效速，气迟效迟，死生贵贱，针下皆知。贱者硬而贵者脆，生者涩而死者虚，气之不至，必死无疑。

浅深 五

法在浅则用浅，法在深则用深。

赋传补泻议 六

赋云：补泻之法，妙在呼吸手指。男子者，大指进前左转，呼之为补，退后右转，吸之为泻，提针为热，插针为寒；女子者，大指退后右转，吸之为补，进前左转，呼之为泻，插针为热，提针为寒。左与右有异，胸与背不同，午前者如此，午后者反之。

嗟夫！补泻之法，经有随济迎夺，推纳动伸之论，至善至当。独奈何男子者大指进前左转为补，退后右转为泻？提针何以为热？插针何以为寒？男女何以各异？左右何以相殊？胸背何以更别？早暮何以背弛？不知男女无二道，左右无二理，胸背无二因，早暮无二法。假令谬妄者曰：人参补男而泻女，巴豆泻左而补右，芩连凉胸而热背，桂附朝温而暮寒，不知人亦信之乎？针学不明，何以异此。

【点评】明代针道式微而刺法则愈演愈繁，这类名目繁多的刺法多从阴阳、五行、术数推演，极少见于临床实际应用，成为明代针灸的一个奇特现象，在吴崑之前，高武对此持否定态度。如其论《金针赋》补泻"八法""四法"云："此八法巧立名色，非《素》《难》意也……此法亦巧立名色而已，求针之明，为针之晦。"吴崑于此及下一条都表达了与高氏相同的观点，明确反对刺法以男女、早晚分左右、进退。

赋传左捻气上右捻气下议七

赋云：欲气上行，将针左捻；欲气下行，将针右捻。

不知此法施之于左乎？施之于右乎？左右胸背，男女早暮，亦复相异乎？借曰相异，则与前法乱矣！借曰无异，则与前说悖矣！起赋者于九原，不知何以应我？

使气八

按之在前，使气在后；按之在后，使气在前。
○此妙。

补泻九

补者，一退三飞，真气自归；泻者，一飞三退，邪气自避。
○三飞，三进气也。

不足有余十

补则补其不足，泻则泻其有余。有余者，为肿、为痛，曰实；不足者，为痒、为麻，曰虚。

通经接气十一

赋云：关节阻涩，气不过者，以龙虎龟凤通经接气之法，驱而运之，仍以循摄爪切，无不应矣。

飞经走气四法议十二

赋云：若夫过关过节，催运经气，用飞经走气之法。一曰青龙摆尾，如扶船舵，不进不退，一左一右，慢慢拨动。二曰白虎摇头，似手摇铃，进方退圆，兼之左右，摇而振之。三曰苍龟探穴，如入土之象，一进三退，钻剔四方。四曰赤凤迎源，展翅之仪，入针至地，提针至天，候针自摇，复进其元，上下左右，四围飞旋。

此四法之说，不出《素问》"摇大其道"一句，谓摇大孔穴之道，令病邪出之易耳。今谓用之飞经走气，谬矣！盖由摇泄孔穴，经气大虚，为麻为痒，随经而见，遂以为飞经走气耳。且经气流行，无一息之停，特为病邪作实，滞塞不通，因而为患。针家摇大其道，泄去病邪，通其滞塞，稍觉麻废，或随经而汗，则经气复通，而四体康矣。其实，经何尝飞，气何尝走耶？故谓之通经接气则当，谓之飞经走气则愚。其循摄爪切，皆所以散沉痼之邪，以病邪久留关节，故以指循环其间，按摄其上，爪搔其经，切掐其陷，所以竭其匿伏之邪，兵家搜山穷穴之技也。

【点评】"此四法之说，不出《素问》'摇大其道'一句"，似失之偏颇，此四法重在候气催气，今之针灸医生仍有应用或发挥，矫枉不能过，不能以辞害意全盘否定其中合理的要素。

出针十三

出针之法：病势既退，针气微松；病未退者，针气如根，推之不动，转之不移，皆为邪气吸拔其针，乃真气未至，不可出之。出之其病即复，再须补泻，停以待之，直候微松，方可出针豆许，摇而停之。补者吸之去疾，其穴急扪；泻者呼之去徐，其穴不闭。故曰：下针贵迟，太急伤血；出针贵缓，太急伤气。

八诀训义十四

一曰烧山火，治顽麻冷痹，先浅后深，用九阳而三进三退，慢提紧按，热至紧闭，插针除寒之有准。

○谓之烧山火者，回阳之针方也。其义何以明之？盖顽麻，虚也；冷痹，寒也。先浅后深，推而纳之，补之类也。九，阳数也，用九阳而三进三退。针之搓捻者疾也，疾则生热，喻之钻燧，急则生火也。慢提紧按，有鼓橐之象，有如针下生热，则所鼓者，如大块之鼓薰风，四大皆热，故曰烧山火。然此施之气血未败之夫则宜，如尫羸气弱者，不若投以甘剂，继之灼艾，为万全也。

次二十五

二曰透天凉，治肌热骨蒸，先深后浅，用六阴而三出三入，紧提慢按，徐徐举针，退热可凭，皆细细搓之，去病准绳。

○谓之透天凉者，生阴之针方也。其义何以明之？盖肌热，阳胜也；骨蒸，阳邪乘虚至骨而蒸也。先深后浅，引而出之，泻之类也。六，阴数也，用六阴而三出三入，针之搓捻者徐也，徐则生和，喻之扬汤，徐能止沸也，紧提慢按，亦鼓橐之象。有如针下清和，则所鼓者，如大块之鼓清风，四大皆清，故曰透天凉。然必徐徐细细者，欲和而不欲躁急也，此施之外邪致病者尤验，若内生虚热，当必佐以益阴之剂为宜也。

次三十六

三曰阳中隐阴，先寒后热，浅而深之，以九六之法，则先补后泻也。

〇阳中隐阴，以法言也。邪气先并于里，则先寒；后并于表，则后热。浅而深之，由浅入深，补之类也。先九后六，先补后泻，自释其文也。

次四十七

四曰阴中隐阳，先热后寒，深而浅之，以六九之方，则先泻后补也。

〇阴中隐阳，以法言也。邪气先并于表，则先热；后并于里，则后寒。深而浅之，由深出浅，泻之类也。先六后九，先泻后补，自解其义也。

并结十八

补者直须热至，泻者务待寒侵。犹如搓线，慢慢转针，法宜浅则用浅，法宜深则用深。二者不可兼而紊之也。

次五十九

五曰子午捣臼，水蛊膈气，落穴之后，调气均匀，针行上下，九入六出，左右转之，千遭自平。

〇子午捣臼，以法言也。阳生于子，阴生于午，丹家用此二时，捣和药物于窝臼之中，欲诸品调匀，法以千杵为率。水蛊膈气，阴阳愆和之所致也。用针落穴之后，调摄阴阳二气，使之均匀。针之所行于上下者，九入六出，左右转之千遭，则气血均调，如子午捣臼，调匀药物，于水蛊膈气乎何有？

次六二十

六曰进气之诀，腰背肘膝痛，浑身走注疼，刺九分，行九补，卧针五七吸，待气上下，亦可龙虎交战，左捻九而右捻六，是亦住痛之针。

〇进气，进阳气也。走注疼痛，阴邪壅塞为患也。动者为阳，故无问左与右，九与六，皆可以住痛移疼，喻之风波摧荡，无问东与西，雨与旸，皆足以冲壅去塞也。

【点评】《金针赋》所载"住痛之针"乃基于元代"决痛针法"稍加变化而形成的治痛定式刺法，曰"进气法"，其特点是随痛处卧针而刺，即如卷六吴崑注《玉龙歌》第六十六歌曰："不定穴，但随痛处用针，即天应穴。要看筋骨，卧针泻之。"至《针灸大成》又在此法基础上稍加变化，曰"运气法"，其主要变化在于，"运气法"不在正痛处进针，而于痛外进针，使气至痛所。

次七二十一

七曰留气之诀，痃癖癥瘕，刺七分，用纯阳，然后乃直插针，气来深刺，提针再停。

〇留气，留阳气也。痃癖癥瘕，阴寒所凝，故聚阳气以胜之，亦东风解冻之意。

【点评】此治疗痃癖癥瘕的定式刺法"留气法"源出于《灵枢·上膈》刺痈法，而《医学入门》所说"治痃癖癥瘕气块，先针入七分，行老阳数，气行便深入一寸，微伸提之，却退至原处，又得气，依前法再施，名曰留气法"，则与《灵枢》刺痛的定式刺法更加接近。

次八二十二

八曰抽添之诀，瘫痪疮癞，取其要穴，使九阳得气，提按搜寻，大要运气周遍，扶针直插，复向下纳，回阳倒阴。

○丹家有抽添之说，谓抽减其魄，添增其神，渐次成丹也。此欲针气回阳倒阴，渐次就安，因以名诀。

并结二十三

指下玄微，胸中活法，一有未应，反复再施。

久患偏枯，通经接气，定息寸数议二十四

赋云：久患偏枯，通经接气之法，已有定息寸数。手足三阳，上九而下十四，过经四寸；手足三阴，上七而下十二，过经五寸。

夫久患偏枯，虚寒证也。先宜以甘药温补，然后施针。通其经脉，接续正气，病可使痊。今言在手足三阳经，上身者须候九息，下身者须候十四息，而经气通行，可过四寸；在手足三阴经，上身者须候七息，下身者须候十二息，可过经五寸。然此说前古未有，又无至理可根，谓之杜撰可也。盖人禀阴阳太少之气不等，有针方落穴，不待旋转而气即行，病即去者；有纳针之后，百搓千捻，竭其手法，而气方行，病方去者；有出针之后，经气始行，病始去者。良以阴阳、太少、虚实不同，故令功验亦早暮不等。《灵枢》之论昭昭也。恶用杜撰穿凿为。

针方六集卷之五　纷署集

古歙鹤皋吴崑述

海阳忍庵程标梓

叙曰：人身头面肢体，部穴不同经传所署，何纷纷也？然，或得之针，或得之灸，以去疾即安纪为妙义。文之委琐，胥不足陋。语曰：一曲之言，大方不弃，作"纷署集"，列于下方，针灸同法。

【点评】此集辑录腧穴主治，凡禁针禁灸之穴则注明。在传世针灸腧穴书中，腧穴定位与主治分述者见于《针灸甲乙经》，不难看出吴氏有意依照此例。卷一论腧穴定位、归经及刺灸法，本集录腧穴主治，且腧穴完全按《针灸甲乙经》排列，小标题也直接抄自《针灸甲乙经》，具体腧穴主治则主要录自《针灸聚英》及窦汉卿针灸书，故本卷须与卷一《神照集》合看。

头直鼻中发际旁行至头维凡七穴第一 每穴各开一寸五分①

神庭一穴，主身反，吐舌，癫痫，目上视不识人，鼻流清涕，目

---

① 每穴各开一寸五分：原作大字，前有"○"与标题隔开，今据文义改为小字。

出冷泪，头痛，喘喝。

曲差二穴，治雷头风，头疼，身热汗不出，眼视不明，衄血，鼻塞，鼻疮，顶肿，心烦。

本神二穴，主目眩项强，惊痫，呕吐涎沫，胸胁相引不得转侧，偏风。

头维二穴，主头痛如破，目痛如脱，眼赤目瞤，乘风流泪，视物不明。

头直鼻中入发际一寸循督脉
却行至风府凡八穴第二

上星一穴，主头风面肿，鼻渊，鼻塞无闻、时生息肉，目眩睛痛，口鼻出血不止。宜出血，以泄诸阳热气。

囟会一穴，主头风头疼，脑虚衄血，面赤暴肿，头皮肿，颜青目眩，鼻塞不闻香臭，惊痫，目上视不识人。风热上攻宜出血。小儿囟未合者，禁刺。

前顶一穴，主头风目眩，面赤肿痛，惊痫，鼻流清涕，鼻塞鼻痔。

百会一穴，主头风中风，言语塞涩，口禁不开，半身不遂，心烦，惊悸健忘，精神恍惚，痃疟，脱肛，风痫，青风心风，身反羊鸣，悲哭妄言，发时即死，汗出，吐沫而呕，面赤脑重，鼻塞，头痛目眩，食无味，百痛绝阳。虢太子尸厥，扁鹊取三阳五会，有间，太子苏，盖此穴也。唐高宗风眩头重，目不能视，秦鸣鹤为之刺头出血而愈，亦此穴也。

后顶一穴，主头项强急，恶寒，风眩目眩，额颅痛，历节汗出，狂癫不卧，痫发瘛疭，头风偏痛。

强间一穴，主头风头痛，目眩脑旋，烦心，呕吐涎沫，项强，狂走不卧，目中冷泪。

脑户一穴，主面赤目黄，面痛，头重肿痛，瘿瘤。禁不可深刺妄灸。

风府一穴，主中风，舌缓不语，振寒汗出，身重恶寒，头重如石，项急不得回顾，目眩，鼻衄，咽痛，头中百病。

头直夹督脉各一寸五分却行至
玉枕凡十穴第三 足太阳经

五处二穴，主脊强反折，瘈疭癫疾，偏头风，鼻塞，时时嚏不已，目昏，目上戴不识人，内障。头生疮疥，宜三棱针出血。

承光二穴，主鼻塞不闻香臭，口喝风眩，头痛，呕吐心烦，鼻多清涕，目生白膜。

通天二穴，主颈项难转，鼻中塞闷，偏风口喝，鼻多清涕，衄血，头重旋晕，尸厥，喘息，项有大气，瘿瘤。

络却二穴，主清风内障，目无所见，头旋耳鸣，狂走，瘈疭，恍惚不乐，腹胀。

玉枕二穴，主脑风，目如脱，项如拔，不可左右顾，风眩头寒，多汗，鼻窒不闻。

头直目上入发际五分却行至
脑空凡十穴第四 足少阳经

临泣二穴，主中风不识人，目眩目疼，内障白翳，多眵泪，鼻塞渊涕，目外眦痛，惊痫反视，枕骨合颅痛。

目窗二穴，主头面浮肿，旋眩，眦痛，目视不明，头痛寒热，汗不出，恶寒。

正营二穴，主目眩，牙疼，唇吻强急，头项偏痛，龋齿。

承灵二穴，主脑风头痛，恶寒鼻塞，衄衄，喘息不利。

脑空二穴，主脑风头痛，目瞑眩瞑，项强不得回顾，心悸癫风，劳疾羸瘦。

头缘耳上却行至完骨凡十二穴第五

天冲二穴，主偏头风头角痛，癫风强痉，牙龈肿，善惊恐。

率谷二穴，主偏正头风，脑两角强痛，头重，痰气膈痛，酒风，肤肿，烦闷，胃寒呕吐，目痛。

曲鬓二穴，主颔颊肿，引牙车不得开，急痛，口噤不能言，颈项不得顾，脑两角痛，为癫风引目眇。

浮白二穴，主寒热喉痹，耳鸣无闻，齿痛，颈强，生瘤，瘿气，胸满不得息，肩背痛，咳逆痰沫。

窍阴二穴，主四肢转筋，手足烦热，头痛如锥刺，不可以动，中风语言謇涩，咳逆，喉痹，项强，颔痛，口苦，厉鼻，管内生疮，耳鸣目痛，项毒瘿气，痈疽发厉，热病汗不出，舌强，胁痛，骨蒸劳热。《难经》曰："髓会绝骨"。一云非悬钟也，当作枕骨。于理尤胜。

完骨二穴，主头面肿，眼㖞口僻，耳鸣，项肿，牙车急，耳后痛，喉痹，齿龋，烦心，小便黄赤，足痿不收，癫疾。

头后发际中央旁行凡五穴第六

哑门一穴，禁不可灸。治舌强失音，诸阳热盛，鼻衄不止，头痛，项脊强，反折瘛疭。

天柱二穴，主肩背痛，目瞑视，鼻不知香臭，头项筋急，不能回顾，偏正头风，头旋脑痛。

风池二穴，主洒淅寒热，汗不出，头痛，头眩目晕，偏正头风，颈项强急，腰背伛偻，目赤衄鼻衄，痫疟中风，气塞涎上，不语昏危，瘿气，不能发汗。

背自第一椎循督脉行至脊骶凡十三穴第七

大椎一穴，治五劳七伤，骨蒸发热，盗汗，痎疟，气疰，颈项不能回顾，背膊拘急，咳嗽，瘰疬，诸虚潮热。

陶道一穴，主痎疟，寒热洒淅，脊强烦满，汗不出，头重目瞑，瘛疭，恍惚不乐。

身柱一穴，主腰脊痛，癫痫瘛疭，妄见妄言，咳嗽哮喘，小儿惊痫。

神道一穴，主伤寒发热，头痛，往来痎疟，恍惚悲愁，健忘惊悸，小儿风痫背反。

灵台一穴，禁灸，古无治法。

至阳一穴，主腰脊痛，胃中寒，不能食，胸胁支满，羸瘦，背中气上下行，腹中鸣，寒热解㑊，四肢酸痛，少气难言，卒疰攻心。

筋缩一穴，主癫疾狂走，脊膂强痛，目反视，痫病多言，心痛，寒热进退，四肢拘挛。

脊中一穴，禁灸。治风痫癫邪，黄疸，腹满不嗜食，五痔便血，温病，积聚下利，小儿疳疾，脱肛。

悬枢一穴，治腰脊强痛，不得屈伸，积气上下，水谷不化，下利，腹中留疾。

命门一穴，主肾虚腰痛，目眩不明，头痛身热，痎疟，腰腹相引痛，骨蒸五脏热，男子遗精，女子赤白带下，小儿发痫，张口摇头，角弓反折。

阳关一穴，主膝外不可屈伸，风痹不仁，筋挛不行。

腰俞一穴，治腰脊痛不可俯仰，温疟无汗，足痹不仁，伤寒肢热不已，女人月闭，溺赤。

长强一穴，治九般痔漏，脏毒，大便洞泄，小便不通，五淋，䘌食下部，头重颤摇，腰偻脊痛，狂病，小儿囟陷，惊痫瘛疭，呕血，惊恐失神，瞻视不正。

背自第一椎两旁夹脊各一寸五分
下至节凡四十四穴第八

大杼二穴，主伤寒汗不出，头痛项强，脊痛，身热振寒，目眩瘛疭，疟疾，喉痹烦满，劳气咳嗽，胸中郁热，腹痛烦满，里急，癫痫身蜷。经曰："骨会大杼"。宜主骨痿骨蒸。东垣曰：五脏气乱于头，取之天柱、大杼，不补不泻，以导气而已。

风门二穴，主伤寒项强目眩，胸中热，呕喘背痛，腠理不密易受风寒，咳嗽喷涕不已，流清水。若腠密玄府不泄，取是穴频刺，泻去热气，背永不发痈疽。

肺俞二穴，主劳瘵，劳热骨蒸，痰饮嗽喘，呕吐，支满，背偻，肺中风，偃卧，胸满短气，不嗜食，五劳七伤，盗汗，久嗽不愈，肺胀，腰背强痛，食后吐水，黄疸，瘿气，小儿龟背。

心包俞二穴，治气逆呕吐，心痛，留结烦闷。古缺治。

心俞二穴，主心风，狂走，虚惊，夜梦失精，盗汗，偃卧不得倾侧，痫癫悲泣，闷乱烦满，呕吐不食，咳血吐血，鼻衄，喑塞不言，黄疸，丹毒，健忘，小儿心气不足，数岁不语。

膈俞二穴，主心痛，周痹，吐食翻胃，胸满咳逆，呕吐痰饮，食不下，胁痛腹胀，水肿积癖，喉痹，胃脘当心痛，四肢怠惰，嗜卧身重，自汗盗汗，热病汗不出。一方云：心生血，肝藏血，此穴居于心肝二俞之间，故为血会，血病宜主此。

肝俞二穴，主肝中风，踞坐不得低头目，额青，胁痛不得息，目眩泪出，吐血，咳逆口干，疝气，小腹痛，多怒，衄血，鼻酸，雀目夜眩，生翳，筋寒，热痉筋急，肋下与脊相引而反折，转筋入腹，将死，目上视，黄疸，惊狂，癥瘕痞满。

胆俞二穴，主头痛振寒，汗不出，胆热多睡，胆寒不寝，眠中涕泪交流，口苦舌燥，咽痛目黄，胸胁急痛胀满，不得卧，呕无所出，食不下，骨蒸劳热。

脾俞二穴，主多食身瘦，黄疸，胁下满，泻利，体重怠惰，痃癖积聚，腹痛，痰疟寒热，水肿，气胀引脊痛，喜欠，不嗜食。

胃俞二穴，主中湿霍乱，胃寒腹胀，不进饮食，胃热结胸心疼，多食赢瘦，不生肌肉，胸胁满，目不明。

三焦俞二穴，窦氏[①]禁灸。主脏腑积聚胀满，赢瘦，不能饮食，吐逆飧泄，肠鸣，目眩头痛，肩背痛，腰脊强，不能俯仰。

肾俞二穴，主肾脏虚寒腰疼，遗精白浊，赢瘦面黑，耳鸣及聋，头重目昏，足胫酸疼，四肢淫泺，洞泄，食不化，心腹满，两胁满，

---

① 氏：原脱：据卷一《神照集》补。

小腹急胀，少气，身肿如水，膝胫中寒，消渴，五劳七伤虚惫，妇人赤白带下，月经不调，下元虚损，子户中寒。一方云：植杖度之，与脐平是穴。

大肠俞二穴，主中燥，大小便不通，肠澼，泄利不止，肠鸣引腰脊痛，腹胀，绕脐疞痛，多食身瘦，洞泄，脊强不能俯仰。

小肠俞二穴，主大小肠寒热，疝气，小便赤涩淋沥，小腹胀满疞痛，大便脓血，泄利下重，五痔疼胀，三焦津液少，口渴不可忍，妇人带下。

膀胱俞二穴，主风劳脊强腰疼，小便赤涩，遗溺，小腹满，大便难，足胻拘急，不能屈伸，脚膝无力，阴疮，女人癥瘕，月事不调。

中膂俞二穴，主赤白痢，肾虚消渴，腰脊强不能俯仰，腹胀胁痛，肠冷疝痛，汗不出。

白环俞二穴，主夜梦鬼交，遗精劳损，虚风腰脊髋骨不利，筋挛痹缩，虚热无汗，大小不利，脚膝不仁。

上髎二穴，主偏风腰膝冷痛，不能起跪，鼻衄寒热，大小不利，呕逆，男子阳痿，妇人绝嗣，阴挺不收。

次髎二穴，主腰痛不得转摇，疝气偏坠，痛引阴器，足清不仁，背膝寒，肠鸣注泄，小便淋沥，胸中坚胀，妇人赤白带下。

中髎二穴，主腰痛，大小便难，腹胀下利，淋沥滑泄，男子五劳七伤六极，妇人绝子带下，月事不调。

下髎二穴，主腰痛不能转侧，大小便不利，寒湿内伤，肠鸣注泄，便血，妇人漏下苍汁，阴中痛引小腹。

会阳二穴，主腹中寒热冷气，泄利不止，久痔，肠澼下血，阳气虚乏，阴汗时出。

背自第二椎两旁夹脊各三寸行至二十一椎下凡二十八穴第九

附分二穴，主风寒客于腠理，肩背拘急，颈项强痛不得回顾，肘臂不仁。

魄户二穴，主三尸走注，肩膊痛，咳逆上气，呕吐烦满，虚劳喘痿[①]，颈项强急，不得回顾，体热百节痛，夜梦鬼交。

膏肓二穴，《针经》未有，唐真人孙思邈始指无所不疗。考在《神照集》。

神堂二穴，主多梦虚惊，狂走，肩脊强急，不可俯仰，胸腹满，洒淅寒热，气逆上攻，时噎。

譩譆二穴，主劳损不得卧，背闷气满，腋胁拘急，目眩，鼻衄，膈胀，胸中痛，气逆，肩膊内痛，不得回顾，大风汗不出，温疟寒热。

膈关二穴，主背痛恶寒，脊强难以俯仰，饮食不下，呕哕吐涎，胸中噎[②]闷，大便不节，小便黄。

魂门二穴，主尸厥走注，胸背引心痛，食饮不下，浑身筋挛骨痛，体热劳嗽，气不升降，腹中雷鸣，大便不节，小便黄赤。

阳纲二穴，主肠鸣腹痛，食不下，大便泄利不节，小便淋沥，身热目黄，腹胀怠惰。

意舍二穴，主腹满虚胀，背恶寒，泄泻，溺黄，食不下，呕吐，消渴，目黄身热。

---

① 喘痿：《针灸聚英》作"肺痿"。
② 噎：《针灸聚英》作"噎"。

胃仓二穴，主腹中虚胀，水肿，食饮不下，背痛恶寒，不得俯仰。

肓门二穴，主心下痛，大便秘，妇人乳痈。

志室二穴，主腰背强痛，饮食不消，腹中坚急，阴痛下肿，遗精，小便淋沥，吐逆霍乱。

胞肓二穴，主腰痛恶寒，不得俯仰。食不消，小腹坚急，癃闭，脊背引痛，伛偻。

秩边二穴，主腰痛不能俯仰，小便淋沥，五痔发肿。

面部凡三十九穴第十

悬颅二穴，禁深刺。主偏头风痛，目外眦赤，齿痛身热，面肤赤肿，鼻洞浊不止，传为鼽衄，瞑目，热病烦满，汗不出。

颔厌二穴，深刺令人聋。主头风痛，目眩耳鸣，颈项强急，目外眦急，喜嚏，颈痛，惊痫，历节风，汗出。

悬厘二穴，主面皮赤肿，头偏痛，目锐眦赤痛，烦心，不欲食，中焦客热，热病汗不出。

阳白二穴，主瞳子痒痛，目内红肿，胬肉热泪，湿烂冷泪，重衣不温，头痛，呕吐痰沫，背膝寒栗。

攒竹二穴，主火邪乘目失明，睛昏。目赤胀痛者，宜三棱针出血三次，泻去火气，则目复明。一方主脸瞤动不得卧，颊痛，眩，嚏，瞳子痒，尸厥，癫狂。

【点评】"一方"以下文字仍录自《针灸聚英》，原文句首有"及"字，吴崑或以为出自另一书，故标注"一方"二字。

丝竹穴二穴，禁灸。治眼疼目赤肿，沿皮向前一寸五分透瞳子髎穴，宜弹针出血。专治迎风烂眼，冷泪出，目眩目赤，目戴上不识人，眼睫倒毛，发狂，吐涎沫，偏正头风。

睛明二穴，禁灸。治目内眦胬肉侵睛及生翳膜，迎风冷泪，憎寒头痛，小儿疳积患眼。东垣曰：刺太阳睛明出血，则目愈明。盖此经多血少气，故目翳赤痛从内眦起者，刺之以宣泄太阳之热。

【点评】"刺太阳睛明出血"，《针灸聚英》卷一原作"刺太阳阳明出血"，吴崑未解其义而改文，误也。

瞳子髎二穴，主头痛，喉痹，青盲，目红肿，目痒冷泪，垂帘翳膜，胬肉扳睛，患由外眦始者。

承泣二穴，不可灸，治口眼㖞斜，目眴，面叶叶动，眼视䀮䀮，目盲赤痛，耳鸣耳聋。一方：用艾如麦大灸二壮，不可针。

四白二穴，近古禁不宜灸。主头痛，目眩赤痒生翳，微风目眴，口眼㖞僻。

【点评】四白禁灸说见于《窦太师针灸》，依例当作"窦氏禁不宜灸"，不能笼统说"近古"。

颧髎二穴，禁不宜灸。主口㖞眼斜，面眴目赤，顄肿齿痛。

素髎一穴，禁灸。主鼻㖞僻，衄衁窒塞，喘息不利，息肉不消，多涕生疮。

迎香二穴，主鼻塞不闻香臭，生息肉，流清浊涕，口㖞面痒，牵动叶叶，状如虫行，唇肿痛，喘息不利，鼻㖞，鼻内生疮。

巨髎二穴，主目障白膜，目盲无见，翳覆瞳子，鼻塞，面风颊肿，口㖞，瘈疭，脚气膝肿。

禾髎二穴，主尸厥口噤，中风口眼㖞斜，唇吻肿，鼻疮，鼻衄，鼻渊，鼻塞不闻香臭。不灸。

水沟一穴，治脊强脊痛，一切腰痛，中风不省人事，中恶鬼击，喘喝，目不可视，牙关不开，唇睭㖞僻，戏笑，消渴饮水无度，癫痫不识尊卑，黄疸。风水面肿，人中满，针之出水，水尽愈。

兑端一穴，主唇吻强，四白睭动，齿龈痛，鼻塞，口噤鼓颔，舌干口渴，牙宣，鼻衄，癫疾吐沫，小便黄。

龈交一穴，主额中痛，颈项强不能回顾，目泪眵汁，内眦赤痒痛，生白翳，鼻中息肉，蚀疮，窒塞不利，面赤心烦，寒暑瘟疫，齿间出血。

地仓二穴，主中风口㖞流涎，目不得闭，唇睭，不语失音，饮食不收，瞳子痒，远视䀮䀮，脚肿。左病取右，右病取左。

承浆一穴，主口㖞项强，牙疼，唇吻不收，面肿，消渴，口齿疳蚀生疮，暴喑不能言，偏风半身不遂。

颊车二穴，治牙关不开，口噤不语，失音，牙车疼，颔颊肿，项强不得回顾，口眼㖞僻。左病治右，右病治左。

大迎二穴，主风痉喑哑，唇吻睭动，牙疼颊肿不可以嚼，舌强难言，风壅面浮颈痛，瘰疬寒热，目痛不能闭。

耳前后凡二十六穴第十一

上关二穴，主耳聋耳鸣，口噤牙车不开，口眼㖞僻，唇吻强，目眜青盲，恶风，齿龋，嚼物耳鸣痛。禁深刺。

下关二穴，治中风口眼㖞僻，牙车脱臼，目眩齿痛，聤[1]耳有脓，耳鸣，耳聋，耳痛。

---

[1]　聤：原作"停"，据《针灸大成》卷六改。下同。

耳门二穴，主耳内脓疮无闻，牙疼，口噤不开，两目红肿。

和髎二穴，主头角痛，牙车肿，耳中鸣，颈颔肿，鼻痛面风，招摇瞻视，瘛疭口僻。

听会二穴，主耳聋气闭，耳鸣出脓，牙车肿痛，恶寒物，狂走，瘛疭，恍惚不乐，中风口㖞，手足不随。

听宫二穴，治耳内蝉鸣，气痒，耳聋气闭，聤耳出脓，失音，心腹满，癫疾。

角孙二穴，主目生肤翳，齿龈肿，唇吻急，颈项强。

瘈脉二穴，主头风耳鸣，眵𥉂①目睛不明，惊痫瘛疭。

颅息二穴，主风痉身热，头重，耳痛耳聋，惊痫瘛疭，喘息，呕吐涎沫，胸胁相引不得卧，目视不明。

翳风二穴，主耳鸣耳聋，口眼㖞斜，呵欠脱颔，口噤难言，颊肿，牙车急，耳中脓，瘰疬项强。

颈凡十七穴第十二

廉泉一穴，主舌强舌纵，舌卷短缩，舌肿满口，重舌，喉痹，咳嗽上气，喘息呕沫，涎出难言。

人迎二穴，主吐逆霍乱，胸满喘呼不得息，项中气闷，饮食不下，咽喉肿，瘰疬。

天窗二穴，治一切瘰疬，耳鸣耳聋，颊肿喉痛，暴喑不言，肩痛引项，不能四顾，中风齿噤。

天牖二穴，主头风面肿，项强不得回顾，目痛不明不聪，面青黄失泽，夜梦颠倒。

---

① 𥉂：原作"肓"，据《针灸聚英》卷一改。

天容二穴，主喉痹寒热，咽中如梗，项瘿项痛，不可回顾，胸中痛满不得息，呕逆吐沫，齿噤，耳鸣及聋。

水突二穴，治咳逆上气，咽喉痈肿，呼吸短气，喘不得息，噎食翻胃。

气舍二穴，治喉痹颈肿，项瘿，咳逆上气，饮食不下，喘息呕沫，齿噤。

扶突二穴，主咳嗽多唾，上气喘息，喉鸣如水鸡声，暴喑气哽。

天鼎二穴，主喉痹咽肿，饮食不下，项瘿喉鸣。

肩凡二十八穴第十三

肩井二穴，治五劳七伤，颈项强痛，肩膊闪挫，肘臂不举，目锐眦痛，缺盆中痛，马刀，寒疟。此穴五脏六腑气所聚，不可补，令人昏晕，晕者宜出针，不宜留针，泻法乃可。

【点评】肩井穴如果针刺过深易刺穿胸膜造成气胸，《太平圣惠方》有详细描述，吴崑失察而以补泻解之，此也智者之一失也。

肩贞二穴，主寒热，耳鸣耳聋，缺盆肩中热痛，风痹手臂不举。如肩端红肿，宜弹针出血。

巨骨二空，主惊痫，吐血，膊痛，胸中有瘀血，肩臂引急难伸。

天髎二穴，主颈项急，肩肘痛，寒热，缺盆中痛，胸中烦满，汗不出。

肩髃二穴，主中风，肩臂痛，风痪不随，半身不遂，肩中热，头不可回顾，手不可及头，挛急，瘾疹，瘿气。

唐鲁州刺史厍狄嵚患风痹，甄权取此穴刺之，立能挽弓引射。

肩髎二穴，主肩重不能举，臂肘痛。

臑俞二穴，治肩肿寒热，臂酸引痛。

秉风二穴，治肩痛不能举动。

天宗二穴，主肩痹，颊、颔、齿根肿痛，肘臂外后廉痛。

肩外俞二穴，治肩痹寒热至肘，痛引曲颊。

肩中俞二穴，主寒热目视不明，咳嗽上气，唾血。

曲垣二穴，治周痹，气注肩膊，拘急作痛。

缺盆二穴，主息奔，胸满喘急，水肿，汗出寒热，胸中热满，缺盆痛肿，项瘿，喉痹，瘰疬。○缺盆中肿，外溃则生，不则死。

臑会二穴，主寒热肩肿引胛中痛，臂痛不能举，项瘿气瘤。

胸自天突循任脉下行至中庭凡七穴第十四

天突一穴，主咳嗽哮喘，喉中有声，肺气壅塞，咯吐脓血，喉痹喉疮，暗不能言，项瘿瘤气。许氏云：此穴一针四效。凡下针后良久，先脾磨食，觉针动为一效；次针破病根，腹中作声为二效；次觉流入膀胱为三效；然后觉气流行，入腰后肾堂间为四效矣。

【点评】"许氏云：此穴一针四效。凡下针后良久，先脾磨食，觉针动为一效；次针破病根，腹中作声为二效；次觉流入膀胱为三效；然后觉气流行，入腰后肾堂间为四效矣"，此说始见于元代杜思敬辑《针经摘英集》，书曰："刺任脉天突一穴，在结喉下一寸宛宛中，阴维、任脉之会。针入五分，留三呼，得气即泻。次针足少阴经通关二穴，在中脘穴两旁同身寸之相去各五分。用长针针入八分，左捻针能进饮食，右捻针能和脾胃。许氏云此穴一针四效：凡下针后良久，先脾磨食，觉针动为一效；次针破病根，腹中作声为二效；次觉流入膀胱，为三效；然后觉气流行入腰后肾堂间，为四效矣。"可见，"许氏云此穴一针四效"所说之"此穴"更像是"通关"穴，高武抄录于"天突"穴下，吴崑不察而传其误也。

璇玑一穴，治膺胁满痛，喉痹咽肿，水浆不下，久嗽不愈，痰盛噎塞。

华盖一穴，主喘急上气，咳逆，喉痹咽肿，水浆不下，胸皮痛。

紫宫一穴，主胸胁支满，胸膺骨痛，饮食不下，呕逆上气，烦心，咳逆吐血，唾如白胶。

玉堂一穴，主胸膺痛，烦心，咳逆上气，胸满不得息，喘急，呕吐寒痰。

膻中一穴，主气逆噎塞，喉鸣喘嗽，不下食，胸中如塞，心胸诸痛，肺痈吐脓，呕出涎沫。妇人乳少，灸之良。

中庭一穴，主胸胁支满，噎塞食饮不下，呕吐痰涎，食入复出，小儿吐奶。

胸自俞府夹任脉两旁各二寸下至步廊凡十二穴第十五

俞府二穴，治咳嗽喘逆，痰涎上气，喉咙疼，舌本强，胸中痛，不下食，腹胀。

或中二穴，主嗽喘痰涎，胸痛不能食，及乳痈之近少阴者。

神藏二穴，主心悬病饥，善恐心惕，口热舌干，咽肿，上气呕逆，咳嗽，喘不得息，胸满，不嗜食。

灵墟二穴，主胸膈支满不得息，咳逆呕吐，不嗜食。

神封二穴，主胸胁支满不得息，洒淅恶寒，咳逆呕吐，胸满不嗜食。

步廊二穴，治胸膈胀满，气塞不通，呼吸少气，咳逆呕吐，不嗜食。

胸自气户夹俞府两旁各二寸下行至
乳根凡十二穴第十六

气户二穴，治咳逆上气，肩息咳嗽，胸胁胀满，背痛，不知食味，乳痈。

库房二穴，主胸胁支满，咳逆上气，呼吸喘息，多唾浊沫脓血。

屋翳二穴，主咳逆上气，唾脓血浊沫痰饮，阳明湿热水肿，皮痛不可近衣。

膺窗二穴，主胸胁满，乳痈寒热，肠鸣注泄。

乳中二穴，当乳头，禁不可刺灸。

乳根二穴，主咳嗽气急，哮喘，胸下满痛，膈气食噎，乳痈寒热。

胸自云门夹气户两旁各二寸下行至
食窦凡十二穴第十七

云门二穴，禁灸。主伤寒四肢热不已，胸膈满，两胁痛，咳嗽喘气，胁彻背痛，喉痹，瘿瘤。慎不可深刺。

中府二穴，主胸中痛，噎闭，气攻喉项，腹胀，四肢肿，肩背痛风，汗出，皮痛面肿，胸满寒热，上气，咳唾痰沫，面肿，少气不得卧，飞尸遁疰，妇人乳痛，瘿瘤。

周荣二穴，主胸胁支满，不得俯仰，食不下，喜饮，咳唾稠脓，及乳痛之近太阴者。

胸乡二穴，主胸胁支满引膺背，卧不能转侧。

天溪二穴，主胸中满痛，乳肿，喘逆，贲郁上气，喉中作声。

食窦二穴，主胸胁支满，膈间雷鸣，常有水声，膈痛。

腋胁下凡八穴第十八

渊液二穴，主肩项缺盆痛，胸满，臂不能举。不可灸。

大包二穴，治腹有大气不得息，胸胁中痛。

辄筋二穴，主胸胁暴满，喘息不得卧。

天池二穴，主寒热胸膈烦满，腋下肿，心中澹澹大动，烦心，心痛，喜笑不休，上气，痎疟。

腹入鸠尾循任脉下行至会阴凡十五穴第十九

鸠尾一穴，非高手不能下，主息贲胸满，咳呕，喉痹咽肿，噫喘喉鸣，水浆不下，癫痫，狂妄昏闷，吐血，心惊。

巨阙一穴，主胸满气痛痞塞，惊悸恍惚，吐逆不食，喜呕发狂，膈中不利，翻胃，五脏气相干，卒心痛，尸厥。妊娠子上冲心昏闷，先刺巨阙，昏闷除；次补合谷，泻三阴交，应针而产矣。

上脘一穴，主九种心痛，风痫惊悸，伏梁痞满，吐泻霍乱，腹痛雷鸣，飧泄，翻胃呕吐，腹胀气满，心忡惊悸，呕血吐涎，黄疸积聚，虚劳吐血，五毒窒塞，不能下食。

中脘一穴，主五膈喘息不止，腹胀，中恶，脾疼翻胃，下利寒癖，心疝伏梁，面色萎黄，霍乱，泄出不知，完谷不化，心痛身寒，不可俯仰，气塞发噎。

建里一穴，主腹胀身肿，心痛上气，肠中疼，呕逆，不嗜食。

下脘一穴，主胃胀羸瘦，腹痛坚硬，气寒谷不转化，不嗜食，小便赤，癖块连脐，厥气动摇，翻胃。

水分一穴，主肠胃虚胀，绕脐急痛冲心，腰脊急强，肠鸣如雷，鬼击，鼻出血，小儿囟陷。一方云：水胀病灸百壮，大良。不可针，针之水出尽死矣。

神阙一穴，主中风不省，久寒伤败脏腑，泄利不止，水肿鼓胀，肠鸣腹痛绕脐，小儿奶利，脱肛，风痫身反。徐平仲中风不苏，桃源簿为灸脐中百壮，始苏。

阴交一穴，主少腹坚痛，下引阴中不得小便，两丸疝痛，阴汗湿痒，腰膝拘挛，鬼击，鼻出血，妇人血崩带下、绝子，奔豚上腹，小儿陷囟。

气海一穴，治脏气虚惫，真气不足，肌体羸瘦，小腹胀满，气痛奔豚，疝瘕，淋沥，妇人崩漏带下，小儿遗尿。是穴为生气之原，诸虚不足，并宜取之。

石门一穴，主腹痛囊缩，卒疝五淋，便黄呕血，食谷不化，水肿肤胀。妇人恶露不止成块，崩中漏下。

关元一穴，治中寒脐下疞痛，下元虚损，遗精白浊，五淋泄利，奔豚疝气，夜梦鬼交，妇人结血，经事不来，赤白带下，崩漏不止。

中极一穴，主冷气积聚，时上冲心，腹中热，脐下结块，阴汗水肿，失精绝子，奔豚疝瘕，恍惚尸厥，妇人经闭，胎衣不下，月事不调，血结成块，阴寒痛痒，寒热羸瘦，断绪不育。宜三灸之。

曲骨一穴，主失精，五脏虚弱，寒极阳萎，小腹胀满，淋沥癃闭，癥疝，小腹痛，妇人赤白带下，阴疮。

会阴一穴，主前后二阴引痛，不得大小便，主阴汗阴肿阴痛，阴寒冲心，阴蚀阴痔，阴中一切诸痛。阴囊肿大如斗，刺之出水愈。

【点评】刺阴囊出水的部位在"阴囊中缝"，早在《黄帝内经》时代就制订了刺阴囊出水的详细操作规范，名曰"去爪"，详见《灵枢·刺节真邪》。刺会阴穴不能出阴囊积液，吴崑或误植他穴主治于此。

腹自幽门夹巨阙两旁各半寸循冲脉下行至横骨凡二十二穴第二十

幽门二穴，治胸中痛闷，气逆烦满，不嗜食，呕吐涎沫，健忘，小腹胀，泄痢脓血，目赤痛从内眦始。

通谷二穴，主失欠，食不下，善呕，喉痹，暴喑不能言，结积留饮，疢癖胸满，心中恍惚，目赤痛内眦始者。

阴都二穴，主心下烦满，气逆肠鸣，肺胀。

石关二穴，主哕噫呕逆，腹痛气淋，小便黄，大便不通，心下坚满，脊强不利，多唾，目赤痛从内眦始。妇人子脏有恶血，血上冲腹，痛不可忍。

商曲二穴，主腹中积聚，肠痛，不嗜食，目赤痛从内眦始。

肓俞二穴，主善饥不欲食，心如悬，腹大时切痛，寒疝，大便燥，心下有寒，目赤痛从内眦始。

中注二穴，主小腹有热，面黑如地，目内眦赤痛，腰脊痛，肠澼，小腹胀，大便坚燥，女人月事不调。

四满二穴，主脐下积聚癥瘕，疝痛，腹大石水，脐下切痛，振寒，目内眦赤痛。女子拘经恶血，奔豚上下，无子。

气穴二穴，主少腹痛，奔豚上冲于心，泄利不止，目赤痛从内眦始，女人月事不调。

大赫二穴，主虚劳失精，阴痛，阴茎萎缩，目赤痛从内眦始，女子赤白带下。

横骨二穴，主小腹胀，淋沥，小便难，阴器引痛，目赤痛从内眦始，五脏虚竭，失精。

【点评】"目赤痛从内眦始"，《灵枢·热病》原文为"目中赤痛，取之阴跷"，此处"阴跷"是指穴名，即"照海"穴。今高武将此症归于"横骨"至"幽门"所有冲脉交会穴中，大误。吴崑不察而承其误。

腹自不容以下夹幽门两旁各二寸五分自天枢至气冲夹足少阴各一寸五分凡二十四穴第二十一

不容二穴，主腹满痃癖，呕血，心切痛引肩胁，背痛不可以咳，不嗜食，腹虚鸣，呕吐。

承满二穴，主肠鸣腹胀，上气喘逆，食饮不下，肩息唾血。

梁门二穴，主胸下积气，食饮不思，大肠滑泄，完谷不化。

关门二穴，主遗溺喘满，积气肠鸣卒痛，泄利不欲食，痰疟振寒，遗溺。

太乙二穴，治癫狂，心烦，吐舌。

滑肉门二穴，治癫狂，呕逆吐血，重舌，吐舌，舌强。

天枢二穴，主奔豚，脾泄不止，气胀肠鸣，腹满，赤白利，绕脐切痛，呕吐霍乱，痎疟寒热，水利水胀，一切虚损。女人癥瘕血结，漏下赤白，月事不时。

外陵二穴，治腹胀如鼓，胀满不得息，心痛引脐。

大巨二穴，治小腹胀满，烦渴，小便难，㿉疝偏坠，四肢不收，惊悸不眠。

水道二穴，治小腹满引阴中痛，膀胱有寒，腰背强急，三焦结热，小便不利，妇人胞中瘕，子门寒。

归来二穴，治奔豚，卵缩入腹，引茎中痛，妇人血脏积冷。余治同水道穴。

【点评】"余治同水道穴"录自《窦太师针经》，而水道主治又没有辑录《窦太师针经》水道主治"治小肠疝气，偏坠木肾"。故吴氏这一互见之注丢失了目标，成为后人难以发觉的错误。

气冲二穴，治七疝偏坠，下焦热，奔豚逆气攻心，小腹胀，石水，阴痿茎痛，两丸冷，腹满不得正卧，腰痛不得俯仰。妇人月事不利，阴肿难产，胞衣不出。

东垣曰：脾胃虚弱，感湿成痿，汗大泄，妨食，三里、气街以三棱针出血。又曰：吐血多不愈，以三棱针于气街出血立愈。

〇自气户至乳根，去中行各四寸；自不容至滑肉门，去中行各三寸；自天枢至气冲，去中行各二寸。

腹自期门上直两乳夹不容两旁各一寸五分下行至冲门凡十四穴第二十二

期门二穴，主伤寒过经不解，胸中烦热谵妄，胸隔支胀，心切痛，嗽逆气喘，两胁积气痛不得卧，呕无所出，目青而呕，呕酸，食饮不下，食后吐水，口干消渴，面赤大燥，肝积肥气，肾积奔豚，妇人热入血室如结胸状，谵语。

日月二穴，主太息悲怒，语言不正，四肢不收，呕吐宿汁，吞酸多唾，小腹热，欲走。

腹哀二穴，主便血腹痛，寒中，气不化。

大横二穴，主大风逆气，多寒善悲，四肢不可举动，多汗，洞泄。

腹结二穴，主脐痛冲心，腹中寒，泻利，咳逆。

府舍二穴，主疝气，脾中急痛，循胁抢心，腹满积聚，厥气霍乱。

冲门二穴，主中虚气满，积气阴疝。妇人难产，上冲心不得息。

手太阴及臂凡一十八穴第二十三

少商二穴，主胸满咳逆，烦心善呕，喉痹，手挛，腮肿。弹针出血，大治上焦壅热肿痛。唐刺史成君绰颔肿如升，喉中闭塞，水粒不下者三日，甄权以三棱针取此穴出血，立愈。

鱼际二穴，主肤热恶风寒，头疼咳嗽，喉干，痹走胸背不得息，目眩，烦心上气，失喑不能言，少气不下食，寒栗鼓颔，虚热舌黄，咳引少腹痛，呕血，溺血，心痹悲恐。李明之曰：五脏气乱，取之鱼际。

太渊二穴，主胸痹，逆气呕哕，肺胀烦满，不得安卧，喘急心痛，饮水咳嗽，臂内廉痛，掌中热，肩背缺盆引痛，振寒，嗌干，数欠，吐血，狂言，睛青目白，口僻，溺变色而遗。

经渠二穴，主胸背拘急，喘满上气，数欠，心痛，喉痹，呕吐，掌中热，疟疾，咳嗽，热病不汗。禁不可灸，灸之伤人神明。

列缺二穴，主半身不遂，口眼㖞斜，唇纵不收，嗽喘，口噤，寒疟，头重如石，牙疼，唾血呕沫，偏正头风，手痿不用，善笑，面目四肢壅肿，肩痹，尸厥，溺血，小便热，阴茎痛。列缺为八法之一，以其合任脉，行肺系而会阴跷也。

孔最二穴，治热病汗不出，咳逆，臂内厥痛，屈伸不便，手不及头，吐血失音，咽肿头痛。

尺泽二穴，主肺积息贲，胸胀上气，肘挛不举，咳嗽，喉痹，善嚏悲哭，小便数，汗出中风。

侠白二穴，治心痛短气，呕逆烦满。

天府二穴，禁不可灸。治气喘逆，目红肿翳障，吐衄，飞尸恶疰，鬼语妄见，瘿瘤瘰疬，咽肿。

手厥阴心主及臂凡一十六穴第二十四

中冲二穴，治心痛烦满，喉痹，舌本强痛，热病烦闷，汗不出，掌中热，身如火。

劳宫二穴，主心疼，喜怒不时，黄疸目黄，口中肿臭，胸胁痛不可转侧，大便血，小便赤。

大陵二穴，主热病汗不出，手心热，肘臂挛痛，腋肿，心中痛闷，烦渴狂惑，喜笑不休，悲泣惊恐，面赤目黄，小便如血，呕哕无度，喉痹口干，身热头痛，短气，腹中尽痛，脓疮疥癣，妇人乳痈。手痛破裂者，灸此穴良。

内关二穴，主心腹一切痛苦，肘臂挛痛，腋痛，胸胁烦满，失志狂言，心中大动，喜笑悲哭，面赤目黄，五痫，久疟，中指不用。诸病宜吐不得吐者取此穴。内关为八法之一，以其合阴维而会冲脉于心胸也。

间使二穴，主伤寒结胸，心悬如饥，卒狂，恶寒，呕沫，暗不得语，咽中如梗，干呕，脾疼，久疟不愈，手心烦热，面赤目黄，鬼邪霍乱，妇人月水不调，血结成块，小儿客忤。

郄门二穴，主心痛，衄血，唾血，呕哕，惊悸，神气不足。

曲泽二穴，治九种心痛，及风冷臂疼肘痛，腋肿，胸胁支满，善惊，身热烦渴，逆气呕涎，血风疹，搐溺。

天泉二穴，主咳逆，心胸烦满，胁下支痛，臂内廉痛，肘中挛急。

手少阴及臂凡一十八穴第二十五

少冲二穴，主烦满心痛，悲恐惊笑，目黄，口燥咽疼，肩腋肘臂酸痛，哮喘，咽中如有息肉，痞满痰气，胸膈痛。宜三陵针出血。

少府二穴，主烦满悲恐，肘腋挛急，臂酸，胸中痛，掌中热，五指不能屈伸，本节痛，舌强难言，呕吐，心血妄行，痎疟久不愈，振寒，阴挺出，阴痒阴痛，遗尿偏坠，小便不通，太息。

神门二穴，主心内呆痴，癫痫发狂，健忘，喜怒不时，臂寒面赤，悲笑惊惑，失叹多言，心痛数噫，伏梁，五痫，遗溺，失音。

阴郄二穴，主失音不言，洒淅振寒，厥逆心痛，衄血吐血，惊悸，肩臂腕骨冷痛。

通里二穴，主头晕面赤，懊憹心悸，悲恐，臑肘臂酸疼，目眩[①]苦呕，喉痹不能言，少气遗溺。

灵道二穴，主干呕，心痛，悲恐，瘛疭肘挛，暴喑不言，心内呆痴，五痫，目痛。

少海二穴，主心胸痛，发狂，肘挛，腋下痛，气逆心疼，瘰疬。

青灵二穴，主臂痛不举，腋痛，目黄，目系痛，振寒。

---

① 目眩：原作"目疢"，据《针灸聚英》卷一改。

极泉二穴，主心痛，干呕，四肢不收，烦渴，臂肘厥冷，目黄，胁痛，悲笑。

手阳明大肠凡二十八穴第二十六

商阳二穴，主胸中气满，喘咳支痛，热病不汗，耳鸣耳聋，寒热痎疟，口干颊肿，齿痛，目盲，肩背急引缺盆中痛，病在面部者缪刺之，左取右，右取左。

二间二穴，主喉痹，颔、颈、肩、背、臑、臂痛，振寒，鼻衄，齿痛目黄，口干口㖞，急食不下，身寒水结。血实者去其血脉。

三间二穴，主喉痹，咽中如梗，齿痛，目痛，耳鸣，胸腹满，肠鸣洞泄，气喘，唇口焦，戾颈，喜惊多唾，急食不通，寒疟气热，身寒结水。

合谷二穴，治头痛，目疾视不明，生白翳，龋齿，喉痹，面肿，耳聋，唇吻不收，偏正头风，喑不能言，口噤难开，偏风疹疥，鼻衄不止，寒热痎疟，热病无汗，腰脊内痛。孕娠禁针此穴。一云：可泻不可补，补即下胎。

阳溪二穴，治热病狂言喜笑见鬼，烦心，五指拘挛，手腕无力，目赤有翳，头痛厥逆，胸满不得息，寒热疟疾，寒咳呕沫，喉痹，耳鸣耳聋，惊掣，肘臂不举，久患痂疥。

偏历二穴，主肩髆肘腕酸疼肿痛，耳鸣及聋，目昏，鼻衄，龋齿，口僻，喉痹，寒热癫疟[①]，风汗不出，小便不利。

温溜二穴，治口㖞，膈中气闭，肠鸣腹痛，伤寒哕逆，寒热头痛，癫疾，喜笑，狂言见鬼，吐涎沫，喉痹，风逆四肢肿，吐舌

---

①　寒热癫疟：《针灸聚英》卷一作"寒热疟，癫疾。"

口撮。

下廉二穴，主飧泄，痨瘵，小腹满，小便黄，便血，狂言，偏风冷痹不遂，夹脐腹痛若刺，食不化，喘息不能行，唇干涎出，乳痈。

上廉二穴，治臂膊偏痛，髓寒，麻木不仁，小便黄赤难出，肠鸣走痛，喘息，偏风半身不遂，脑风时痛。

三里二穴，不可轻灸。治霍乱遗矢，失音，痿痹不仁，肘挛不伸，中风口僻，手足不随，齿颊痛，瘰疬。

曲池二穴，主半身不遂，手臂酸疼，捉物不得，挽弓不开，绕踝风，手臂赤肿，肘中痛，瘾疹，喉痹，胸中烦满，伤寒余热不去，皮肤干燥，瘈疭癫疾，偏身风癣痂疥。

肘髎二穴，主风痨嗜卧，肘节风痹，臂腕不举，肩重腋急。

五里二穴，主风劳惊恐，吐血咳嗽，风寒臂痛，瘰疬寒热，嗜卧，心下胀满上气，身黄。

臂臑二穴，主臂细无力，痛不能上头，颈项拘急，瘰疬寒热，肩背引痛。一方云：宜多灸，不宜针。

手少阳及臂凡二十四穴第二十七

关冲二穴，主三焦邪热，口唇焦裂，喉痹，舌卷强不能言，头痛，霍乱，气噎，胸满不食，臂肘不可举，目生翳膜，视物不明。

液门二穴，主惊悸妄言，咽外肿，臂痛不能自上下，痎疟寒热，目赤涩，头痛，耳暴聋，齿暴痛，五指无力。手背红肿，宜此出血；四肢肿满，宜此出水。

中渚二穴，主耳聋，目锐眦痛，生翳膜，嗌肿喉痹，久疟，耳后肩臑肘臂外皆痛，无名指不用，热病汗不出，手五指不得屈伸。

阳池二穴，主头晕，臂腕无力，消渴口干，烦闷，寒热痎疟。肿痛宜弹针出血。折伤恶血不出亦治。

外关二穴，主耳聋浑浑焞焞，目翳，颊痛，嗌肿，耳后痛，胁肋肘臂肿痛，无名指不用，五指尽痛，不能握物，伤寒无汗，寒热往来。外关为八法之一，以其合阳维而会带脉也。

支沟二穴，主热病汗不出，胁肋痛，肩臑肘臂外痛，吐泻霍乱，口噤不开，暴喑不能言，卒心痛，鬼击，伤寒结胸，瘑疮疥癣，妇人任脉不通，产后血晕，不省人事。

会宗二穴，主肌肤痛，耳聋，风痫。

三阳络二穴，主嗜卧身不欲动，耳聋，龋齿，暴音哑不言。

四渎二穴，主耳聋，龋齿，项瘿，呼吸短气，咽中如息肉状。

天井二穴，主心胸痛，咳嗽上气，短气不得语，唾脓，不嗜食，寒热凄凄不得卧，惊悸，癫痫瘛疭，风痹肘臂痛不能屈伸，耳聋嗌肿，喉痹，目锐眦痛，颊肿，耳后痛，瘰疬肿痛。

清泠渊二穴，主肩臑肘臂外痛不能举，不能胜衣①。

消泺二穴，主寒热肩肿，引胛中痛，臂痛不能举，项瘿气瘤。

手太阳凡一十六穴第二十八

少泽二穴，主目翳肿痛，喉痹，舌强口干，项强，瘛疭，咳嗽涎吐，疟疾寒热汗不出，妇人无乳及乳痈痛，乳汁不通。一方治鼻衄不止，左出灸右，右出灸左，都出齐灸之，三五壮止。

前谷二穴，主寒热汗不去，痎疟，癫疾，耳鸣，颔项肿引耳后，喉痹，咳嗽，吐衄，鼻塞不利，目中翳膜，臂不能举，妇人产后无乳。

---

① 不能胜衣：诸书均作"不能带衣"，义胜。

后溪二穴，主疟寒热，目赤生翳，鼻衄，耳聋，胸满，项痛不得回顾，肘臂挛急，小肠疝痛，五痫癫狂，不识前后，痂疥。后溪为八法之一，以其合督脉而会阳跷于内眦与颈也。

腕骨二穴，主热病汗不出，浑身发黄，耳鸣，目冷泪出，生翳，颔颈肿，胁下痛不得息，臂肘难伸，惊风瘛疭，小肠疝气，疟疾病狂。

阳谷二穴，主癫疾狂走，热病汗不出，手腕红肿，臂外痛，耳聋虚鸣，或痒或痛或清水出，目眩，颔颈肿，齿痛，吐舌，戾颈左右顾，胁下痛，小儿搐搦，舌强不吮乳。

养老二穴，主项肩如折，肘臂如拔，手不能上下，耳痛目肿。

支正二穴，主风虚惊恐悲愁，癫狂，劳弱①，肩背痛，节弛肘废，手臂麻木不仁，十指不用，痂疥。一方以腕骨肘节为两端，居中是穴，当臂之中，故曰支正。

小海二穴，主颔颈肩臑肘臂外后廉痛，齿根肿，颈项痛，耳聋目黄，小腹疼胀，小肠疝气，瘰疬脓痛，痫发羊鸣，戾颈，瘛疭，狂走。

足太阴及股凡二十二穴第二十九

隐白二穴，治腹胀喘满不得安卧，呕吐食饮不下，胸中热，暴泄，衄血，足寒不温，卒尸厥死不知人，脉动如故。妇人经事不通及过时不止，小儿客忤惊风。

大都二穴，治寒湿脚气，绕踝风，热病汗不出，手足厥冷，上脘痛，腹胀烦哕，热闷不得卧，身重骨疼，吐逆目眩，腰痛不可俯仰，

---

① 劳弱：《针灸聚英》原文作"虚劳，四肢虚弱"。

蛔厥，小儿客忤。若本节痛肿者，三棱针出血。

太白二穴，治脾脏虚寒，泄泻呕吐，胃脘痛，身热烦满，腹胀食不化，泄脓血，腰痛，大便难，气逆霍乱，腹痛如刺，膝股胻酸，转筋，身重骨痛。

公孙二穴，治脾虚不食，好太息，痫气，霍乱，寒疟，面肿，烦心狂言，多饮，胆虚气逆，腹胀食积。病至喜呕，呕已病衰，实则肠中切痛，宜泻；虚则鼓胀，宜补。如本节红肿者，宜出血。诸病宜下不下者取此穴。公孙为八法之一，以其合冲脉会阴维于心胸也。

商丘二穴，治鼓胀肠鸣便难，脾虚不乐，食不消，身寒喘息，心悲气逆，骨痹，骨疽，魇梦，痎痔①痫瘛，寒热，好呕，阴股内痛，气痛狐疝，痞气黄疸，舌本痛，腹胀寒疟，溏瘕水泄，面黄，善思善味，体重节痛，怠惰嗜卧，妇人绝子，小儿慢惊。

三阴交二穴，主脾虚腹胀，食少脾痛，身重四肢不举，腹胀肠鸣，飧泄食不化，水肿，遗精白浊，寒癖，膝内廉痛，疝气偏坠，小便不通，阴茎痛，胆虚，食后吐水，梦遗，霍乱，脐下痛，手足逆冷，呵欠。女人赤白带下，经事不调，胎衣不下。难产宜泻三阴交，补合谷。

漏谷二穴，治痞癖腹胀肠鸣，冷气冲心，湿痹不能跂立。

地机二穴，治腹中痛，脏痹，女子血瘕，按之如汤沃股内引膝，男子溏泄，腹胁坚胀，不嗜食，水肿，小便不利，足大趾内侧红肿。

阴陵泉二穴，治大小便不通，膝盖红肿，筋紧不开，腹胁坚，水胀，腰痛不能俯仰，寒热不时，喘逆胸中热，暴泄飧泄，霍乱，疝瘕，中寒不嗜食，遗精，尿失禁，气淋阴痛。

血海二穴，主逆气腹胀，肾脏风疮湿痒，浑身脓疥，女人阴内肿，暴崩，漏下不止，血闭不通。

① 痎痔：《针灸聚英》作"痔疾"。

箕门二穴，主五淋遗溺，鼠鼷肿痛，小便不通。一方禁刺。

足厥阴及股凡二十二穴第三十

大敦二穴，主尸厥状如死人，中热喜寐，胁胀，遗溺癃闭，五淋七疝，阴痛，腹脐中痛，阴丸偏大，左病取右，右病取左。妇人血崩不止，阴挺急痛。

行间二穴，主呕逆洞泄，癫痫，溺难遗溺，胸胁痛，疝痛，小腹胀，目泪，睛赤暴痛，咳逆呕血，茎中痛，腰痛不可俯仰，色苍如死，终日不得息，短气，肝积痎疟，膝头红肿，足跗肿并宜出血，胀满浮肿宜出水。妇人小腹肿，经水过多不止，崩中，面尘脱色，小儿急惊风。

太冲二穴，主惊风，癫痫，咽肿，面色苍然，心胀如死，胸胁支满，终日不休，善渴，呕血，两目云曚，大便难，小腹痛，五淋，癃疝，遗溺，溏泄，腰痛足寒，阴股膝胻内踝皆痛，脚气跗肿，足趾蜷挛，妇人崩漏。

中封二穴，主阴疝①振寒，小腹肿，绕脐痛，五淋癃闭，足逆冷，不嗜食，身黄有微热，下体不仁，寒疝引腰，筋挛，阴缩入腹引痛。

蠡沟二穴，主五噎，喉中闭塞如有息肉，肩背拘急不可俯仰，数噫恐悸，少气不足以息，悒悒不乐，小腹胀满，暴痛如有癃闭，脐下积气如石，睾丸卒痛，内引少腹，足胫寒酸，屈伸不便。女子赤白带下，月水不调，阴挺暴痒。

中都二穴，主诸疝痛引小腹，不能行立。胫寒，肠澼，妇人血痕，崩中，产后恶露不绝。

---

① 阴疝：《针灸聚英》卷一作"痎疟"。

膝关二穴，主风痹，膝内痛不可屈伸，膝大红肿，咽喉痛。

曲泉二穴，主膝头肿痛筋挛，阴囊湿痒，疝痛癃闭，房劳失精，下痢赤白，阴股胻肿，腹胁支满，少气，四肢不举，目眩，发狂，衄血，下血，喘呼，小腹痛引喉咽，身体极痛，汗不出，阴肿茎痛，膝胫冷疼。女子血瘕，按之如汤浸股内，小腹肿，阴挺阴痒。

阴包二穴，主腰尻引小腹痛，小便难，遗溺不禁，妇人崩漏，经水不调。

五里二穴，主腹满，热闭不溺，阴囊湿痒，两股生疮，风劳嗜卧。

阴廉二穴，主妇人绝产，未经生育者，灸三壮即孕。

足少阴及股并阴跷阴维凡二十六第三十一

涌泉二穴，主尸厥面黑，心中结热，痛不嗜食，目眩，喉痹咽肿，舌纵挺出，胸胁满胀，夹脐痛，股内后廉痛，胫寒而逆，五趾痛，足不践地，足下热，热厥喘逆，失音，喜渴，男子如蛊，女子如阻，喑不能言，癫痫，鼻衄不止，阴疝阴痹，风邪入腹，霍乱转筋，肾积奔豚。《仓公传》：济北王阿母，病患热厥，足热，淳于意刺足心，立愈。

然谷二穴，主咽肿，心恐如人将捕，咳血，烦满喉痹，舌挺，自汗消渴，喝喘目昏，上气心痛，盗汗骨厥，脊臀股内后廉痛，胻酸，洞泄，小腹胀，气抢胸胁，吐涎，嗌干咳血，寒疝，淋浊遗精，堕损恶血留于腹中，妇人无子，阴挺阴痒，月事不调，初生小儿脐风口噤。

太溪二穴，主咳逆咽肿，心痛，手足寒至节，吐血，喘息，呕吐善噫，痰实口中如胶，寒疝嗜卧，溺黄消渴，手足痿，黄瘅，久疟，少腹痛，大便难，疝癖，寒热咳嗽，不嗜食，腹胁痛，肌瘦，女人经事不调，血留凝结。东垣曰：治痿宜导湿热，不令湿土克肾水，其穴在太溪。

照海二穴，主嗌干悲恐，目如见星，呕吐腹痛，久疟，暴疝，淋沥，阴挺，二便不通，腹内一切隐疾。洁古云：痫病夜发灸阴跷。一方：出血主噤口，喉痹。照海为八法之一，以其合阴跷，会任脉于喉咙也。

大钟二穴，主呕吐胸满，喘息腹胀，便难淋沥，腰脊强，腨胫酸，寒湿脚气，少气嗜卧，口中热，多寒，欲闭户而处，舌干食噎，善惊恐不乐，喉中鸣，咳唾气逆，烦闷，癃闭。

水泉二穴，主心闷腹痛，目䀮䀮不能远视，淋沥阴挺，脚气，踝骨酸痛，偏坠木肾，女人月事不来。

复溜二穴，主肠澼，腰脊内痛，不得俯仰起坐，舌卷不能言，目昏，腹胀，十般水肿，足痿胫寒，胃热，虫动诞出，肠风血痔，肠鸣腹胀，泄利，五淋，骨蒸寒热，盗汗不止，龋齿，脉细微欲绝。伤寒无汗，补合谷穴，泻此穴，汗立出；伤寒汗多，补此穴，泻合谷穴，汗立止。

交信二穴，主气淋㿗疝，阴急引腨，下痢赤白，阴汗，股枢内痛，二便难，小腹痛。女人血崩，阴挺，带下，四肢淫泺。

筑宾二穴，主足腨痛，七疝，癫狂，妄言骂詈，呕沫。

阴谷二穴，治膝痛不能屈伸，舌纵，心烦，癃闭，股内廉痛，阴痿，阴部湿痒，女人血崩腹胀，男子如蛊，女人不孕。

足阳明及股凡三十穴第三十二

厉兑二穴，治尸厥口噤，状如中恶，面目肿，喉痹齿痛，鼻不利，口喝唇胗，颈肿，腹胀不食，胸、乳、气街、伏兔循引而痛，膝膑足跗皆痛，多惊好睡，水肿，热病汗不出，寒疟，癫狂，黄疸，消谷善饥，溺黄。

内庭二穴，治四肢厥逆，腹胀满，数欠，恶闻人声，振寒，耳鸣，咽痹，颊肿齿痛，鼻衄不止，疟疾，不嗜食，气喘，便血，胃中停食冷积，脚背红肿，伤寒手足厥冷，汗不出，赤白痢。仲景曰：伤寒欲作再经者，针足阳明，使不传则愈，此穴近之。

陷谷二穴，主面目浮肿，水胀善噫，肠鸣腹痛，热病汗不出，振寒疟疾。若脚背红肿，宜弹针出血。

冲阳二穴，主偏风口眼喝斜，龋齿，跗肿，寒热，腹胀不嗜食，振寒而欠，足缓，狂妄，弃衣而走，身前痛。

解溪二穴，治面风浮肿，颜黑，厥气上冲，腹大下重，目眩头痛，面目赤热，眉攒①，烦心，悲泣，股膝胫肿，癫疾，霍乱，瘛惊。

丰隆二穴，主腿膝酸，屈伸难，痰饮壅盛，喘不得宁，头风厥逆，胸满腹痛，面浮四肢肿，足清身寒，胫枯，喉痹不能语言，二便不利，登高而歌，弃衣而走，见鬼好笑。实者泻之，虚者补之。

巨虚下廉二穴，治小腹痛引睾丸，耳前热，肩上热，飧泄，足大趾间痛，足跟痛，汗不出，毛发焦枯，脱肉少食，面无颜色，胃热不嗜饮食，唇干，涎出不觉，便血，暴惊，狂言，喉痹，胻骨肿，风痹不遂，妇人乳痈。

条口二穴，主膝胫寒酸，缓纵不收，湿痹麻木，足下热，不能久立，脚痛胻肿，转筋。

巨虚上廉二穴，治飧泄，腹胁支满，夹脐痛，饮食不化，喘息不能动，偏风足胫不仁，屈伸难，不能久立，风水膝肿，骨髓冷疼。东垣曰：脾胃虚弱，湿痿，汗泄妨食，三里、气街出血，不愈，取上廉

---

①　眉攒：此下《针灸聚英》有"疼不可忍"四字。

出血。

三里二穴，治胃气不足，恶闻食臭，喉痹，膈咽不通，心腹胀满，上支两胁，饮食不化，肠鸣腹痛，霍乱，食气水气，蛊胀疢癖，四肢肿，膝胻酸。华佗云：主五劳七伤，胸中瘀血，女子乳痈。《外台》云：凡人过三十以上，能灸此穴，则热气下眼目增明。秦承祖云：诸病皆治。

犊鼻二穴，主膝中痛不仁，难跪起。治鹤膝风，膝头红肿，宜三棱针出血。一方：膝髌肿溃者不治，不溃可治。犊鼻坚硬，勿便攻，先用洗熨，微刺之愈。

梁丘二穴，治鹤膝风，膝头红肿，冷痹伸屈不得，筋紧难开。一方云：宜三棱针出血。

阴市二穴，主腿脚寒如冰水，酸疼无力，左瘫右痪，小腹胀满，消渴，寒疝，脚气。

伏兔二穴，主患风湿，膝冷不温，风痹手足挛缩，腹胀，脚气，妇人八部诸疾。○东垣云痈疽死地有九，伏兔居一。

【点评】"东垣云痈疽死地有九，伏兔居一"，此句《针灸聚英》原引作"此事难知"，文字也的确出自《此事难知》，吴崑引作"东垣"，误也。

髀关二穴，主腰痛，足麻木，膝寒不仁，股肉痿痹，筋脉急痛，小腹引喉痛。

足少阳及股并阳维四穴凡二十八穴第三十三

窍阴二穴，主头痛心烦，眼翳，喉痹，舌强口干，耳聋，外眦痛，胁痛，咳逆，寒热汗不出，腰髀膝胻踝跗红肿，转筋，痛痹，小趾次趾不用，痛疽，梦魇。

侠溪二穴，主胸胁支满，不可转侧，痛无常处，寒热汗不出，脚气红肿，五指拘挛，痛痹，脚心烦热，目外眦赤，目眩，颊颔肿，耳聋。

地五会二穴，禁灸。主腋痛，内损吐血，五指肿痛，乳痈。

临泣二穴，主肩、胁、腰、膝、外踝节痛，不能转侧，枕骨合颅痛，胸中满，缺盆、腋下马刀疮疡，善啮颊，洒淅振寒，心痛，周痹无常处，厥逆，气喘不能行，痎疟，四肢肿满。此穴大能去水，导五脏气，又治患眼一切证候。一方云：浑身蛊胀可出水，脚气红肿可出血。放水针随皮过一寸。临泣为八法之一，以其连带脉、行目锐，而会阳跷也。

丘墟二穴，主胸胁满痛如刺，髀枢腿胻外踝皆痛，踠风，脚气红肿，阳厥无力，目生翳膜，转筋，卒疝，小腹坚，寒疟。

悬钟二穴，主风劳身重，浑身百节痛，左瘫右痪，两足不随，寒湿脚气，心腹胀满，胃中热不嗜食，虚劳咳逆，泄注，喉痹，项强，肠痔瘀血，阴急，鼻衄，脑疽，大小便涩，烦满狂易，遍身生疮，水肿。治伤寒发热不退，针曲池穴，泻此穴良。

阳辅二穴，主一切中风瘫痪，筋急拘挛，腰溶溶如坐水中，膝下肤肿，百节酸疼，实无所知，诸节尽痛无常处，胁腋肿，瘘，喉痹，马刀夹咽，口苦太息，面尘，善洁面青，汗出振寒，痎疟，头角痛，目锐眦痛，颔颈痛，缺盆、胸胁、髀、膝、绝骨、外踝皆痛，膝下生疮。

光明二穴，主目青昏①胬肉扳睛红肿，解㑊淫泺，胻酸不能久立，坐不能起，热病汗不出，卒狂。

----

① 青昏：《窦太师针经》同。当作"青盲"。

外丘二穴，主颈项痛，胸膈满，肤痛恶寒，阳厥足外热，腰膝外踝皆痛，足小趾次趾不用。猘犬伤，毒不出，发寒热。癫疾，小儿龟胸。

阳交二穴，主寒厥膝胻不收，转筋痹痛，阴虚眩晕，喉痹，面肿，胸胁肿满，惊狂疾走。

阳陵泉二穴，主腰膝肿痛，风痹不仁，筋紧拘挛，不得屈伸，半身不遂，足冷无血色。

阳关二穴，禁灸。主膝外廉痛，不可屈伸，风痹不仁。

中渎二穴，主风寒客于分肉间，攻痛上下，筋痹不仁。

环跳二穴，主风寒湿痹，半身不遂，髀枢痛，不得转侧。仁寿宫患脚气偏风，甄权奉敕针环跳、阳陵泉、阳辅、巨虚下廉而能起行。环跳穴痛，恐生附骨疽。

足太阳及股并阳跷六穴凡三十六穴第三十四终

至阴二穴，主目翳，鼻塞，头重，小便不利，失精，转筋，寒疟，风寒从小趾起，脉痹上下，带胸胁痛无常处，妇人产难。

通谷二穴，主头重目眩，身热惊衄，留饮胸满，食不化，失欠。本节红肿疼肿弹针出血，脚背红肿锋针出血。一方云：五脏气乱于头，宜深取通谷、束骨，此知根结者也。

束骨二穴，主腰痛如折，髀不可曲，腘如结，腨如裂，耳聋目眩，恶风头痛，项不可以顾，眦烂，鼻衄，身黄泪出，肠澼，痔肿，癫疟，背疮。

京骨二穴，主目眦赤烂，鼻衄不止，腰脊痛不可俯仰，身后侧痛，脚气红肿燥裂，痎疟寒热，喜惊，不欲食，筋挛，伛偻，心痛。

申脉二穴，主风眩，癫痫厥气，腰痛不能伸，足弱不能立，目反上视，赤痛从内眦始，及诸病在太阳经者。洁古云：痫病昼发，灸阳跷。申脉为八法之一，以其合阳跷，会督脉于内眦也。

金门二穴，主尸厥暴死，脉动如故，癫痫，张口摇头，身反若折，霍乱转筋，膝胫酸痛，暴疝。

仆参二穴，主脚跟红肿，痿痹不能践地，转筋，尸厥暴死，脉动如故，吐逆，痰涎壅盛，头重如石，癫痫，狂言见鬼。

昆仑二穴，主头项、肩背、腰尻、股膝痛，腨如结，踝如裂，足跟不能履地，鼽衄，喘咳，发痈瘰疬，狂易，大风，伛偻，心痛与背相接，阴肿，妇人孕难，胞衣不下。

跗阳二穴，主霍乱转筋，痿厥，风痹不仁，时有寒栗，头项、背脊、髀枢、膝胫皆痛，反张瘰疬。

飞扬二穴，主痔肿体重，不能起坐行立，脚腨酸肿，走痹手足不得屈伸，历节汗出，头背痛，目眩晕，鼽衄，痀瘠，癫疾，寒疟。

承山二穴，主腰股膝腨足踝肿痛，风痹，痔漏，便血脏毒，大便艰难，转筋霍乱，伤寒水结。

承筋二穴，主寒痹转筋，阴股肿，脚腨酸，小腹痛，大便难，背胀腰痛，头痛，鼽衄，痔疮，脚跟急痛。

合阳二穴，治腰脊强痛引腹，阴股热，胻酸肿，不能行立，寒疝偏坠，痔漏，女子血崩带下。

委中二穴，禁灸。四畔紫脉下宜锋针出血，大经不宜出血。热病汗不出，腰重不能举，小腹坚满，不得小便，足筋紧急，膝头红肿，大风眉发堕落，风痹瘫痪，痈疽发背，便毒等症，并宜出血，血出痼疾皆愈。脚弱不宜出血。

委阳二穴，主腰脊痛不可俯仰，股阴痛不得小便，风痹，淋沥、瘰疬，癫疾，小腹坚，伤寒寒热。

浮郄二穴，主霍乱转筋，小肠热，大肠结，胫外筋急，髀枢不仁，二便不利。

殷门二穴，主腰痛不得俯仰，腰脊尻臀股阴寒痛，恶血泄注，外股肿。

承扶二穴，主腰脊尻股引痛，五痔泄血，大小便难，尻臀痛肿。

季胁凡十二穴第三十五

章门二穴，主肠鸣盈盈然，食不化，胁痛不得卧，烦热口干，不嗜食，胸胁支满，喘息心痛，腰痛不得倒①，伤食，身黄羸瘦，奔豚，腹肿脊强，四肢懈惰，善恐少气，厥逆，肩臂不举。

京门二穴，主腰痛不得俯仰，寒热，䐜胀引背不得息，水道不利，溺黄，少腹急肿，肠鸣洞泄，髀枢引痛。

带脉二穴，主妇人少腹坚痛，月脉不调，带下赤白，里急瘛疭。

五枢二穴，主男子寒疝，阴卵上入，小腹痛。

维道二穴，主呕逆不止，三焦不调，水肿，不嗜食。

居髎二穴，主腰引少腹痛，肩引胸臂挛急，手臂不得举而至肩。

【点评】本节标题序号"三十五"原作"三十四"，与上节重，今改正。又原书目录无此篇目，原文当接排在第二十二节之后。或刊刻时脱漏，后补刻于卷末。由于补刻者不知吴崑编撰体例，所补主治症乃采自《针灸大成》，而不是依《针灸聚英》《窦太师针经》合编。

---

① 倒：《针灸大成》作"转侧"。

针方六集卷之六　兼罗集

古歙鹤皋吴崑述

海阳忍庵程标梓

叙曰：针道博矣！大贤识其大者，小贤识其小者，故小言虽卑近，而亦高远之阶梯，何可无也！惟是作"兼罗集"。

【点评】本集为针灸歌赋集，始于《玉龙歌》，继之《玉龙赋》，体现了吴崑注重窦氏针灸的特点。高武编《针灸聚英》曰："《标幽》《玉龙》《肘后》诸歌赋，今医家皆谓其易于记诵。然专事于此，则针灸亦狭矣。姑集于末卷，以备参阅。"吴崑仿其例，也辑录针灸歌赋于末卷。

玉龙歌——共七十八条①

【点评】《玉龙歌》在元、明间有不同的传本，王国瑞《针灸玉龙经》所录只是其中一种，另有单行本传世。明代楼英《医学纲目》所引《玉龙歌》针方即与《玉龙经》本不同；明代高武《针灸聚

---

① 一共七十八条：原脱，据目录补。

英》所载《玉龙赋》所据之《玉龙歌》也与王国瑞所据本不同。而吴崑所录《玉龙歌》不论是正文还是注本质量都很高。

歌曰：
玉龙之歌世罕得，穴共一百零二十，
研精心手妙如仙，但恐时人自差忒。

中风不语二

中风不语最难医，顶门发际亦堪施，
更向百会明补泻，即时苏醒免灾危。

顶门，即囟会穴，在上星后一寸，可灸七壮，泻之。中风不省，先泻后补；中风不语，单泻。○发际，当是上星穴。

百会，穴在顶中央。取法：前以眉心间印堂量起，后以发际量止，折中是穴。针入豆许。中风先补后泻，泻多补少；头风平泻，可灸七壮，宜泻无补。

鼻流浊涕三

鼻流浊涕名鼻渊，先补后泻疾可痊，
若是头风并眼痛，上星穴内刺无偏。

上星：穴在督脉，直鼻入发际一寸。有一取法：以掌后横纹当鼻尖，中指尽处是穴。针入三分，可灸七壮。鼻流清涕者单补，流浊涕者单泻，不闻香臭者先补后泻。○应穴：太渊。

头风呕吐眼昏 四

头风呕吐眼昏花，神庭一穴刺无差，

孩子惊风俱可治，印堂针入艾交加。

神庭，穴当鼻直上，入发际五分。刺入三分，先补后泻，泻多补少，可灸二七壮。看虚实补泻。

印堂，穴当两眉中间宛宛中是穴。刺入一分，先沿皮针透左攒竹，补泻后转归原穴，退右攒竹，依上补泻。可灸七壮。亦治小儿惊风，灸七壮，大哭为效，不哭者难治。随症补泻，急泻慢补。

项痛牙疼 五

颈项强痛回顾难，牙疼病作一般看，

先用承浆明补泻，后针风府疾皆安。

承浆，穴在唇下宛宛中，直针一分，可灸七壮。颈项强痛，牙齿虚疼，先泻后补。

风府，穴在项后中行，入发际一寸两筋中央，言语陷下。针入一二分，不可深，深入令人哑，禁灸，随病补泻。

头风一 六

头风偏正最难医，丝竹金针亦可施，

沿皮向后透率谷，一针两穴世间稀。

丝竹，穴在眉后入发际陷中，开口取穴。沿皮向后透率谷。禁灸。偏正头风，单泻；眼目昏花，先泻后补。

率谷，穴在耳上，入发际转耳尖点到处是穴。针入一分，沿皮向前透丝竹空，可灸七壮。

头风二七

偏正头风有两般，痰饮之时仔细看，

若还痰饮风池泄，痰饮非时合谷观。

风池，穴在耳后颞颥骨下，大筋外廉，入发际五分。横一寸半透风府，先补后泻，可灸七壮。治偏正头风，痰饮。

合谷，穴在两手虎口歧骨间，动脉应手。直针入一寸半，治证同前。无痰可刺，看虚实补泻之，灸七壮。

口眼歪斜八

口眼歪斜最可嗟，地仓妙穴连颊车，

㖞左泻右依师说，㖞右泻左莫教差。

地仓，穴在口吻旁四分，斜口缝中。针入一分，沿皮斜向上透颊车。

颊车，穴在耳前耳坠下三分，刺入一分，沿皮斜向下透地仓。

鼻塞不闻香臭九

不闻香臭从何治？迎香穴内最堪攻，

先补后泻分明记，金针未出气先通。

迎香，穴在鼻孔旁五分直缝中。针入一分，泻多补少，沿穴向上。禁灸。应穴：上星穴也。治鼻塞不闻香臭，先补后泻；流浊涕，单泻；流清涕，单补。

耳聋瘰疬十

耳聋气闭实难眠，翳风妙穴莫教偏，

兼治项上生瘰疬，金针泻动疾俱痊。

翳风，穴在耳后陷中，开口得穴。针入五分，宜泻，可灸七壮。耳聋单泻，耳鸣单补，一切瘰疬先泻后补。应穴：合谷。

耳聋二十一

耳聋之症最难禁，或痛或痒或蝉鸣，

红肿生疮须用泻，只从听会用金针。

听会，穴在耳珠前陷中，开口得穴。口含尺，方可下针，刺入五分，可灸二七壮。耳疼红肿，单泻；蝉鸣，先补后泻；痛泻痒补；耳中脓，先泻后补。

失音十二

忽然失音语言难，哑门一穴两筋间，

刺穴莫深须是浅，若刺深时疾少安。

哑门，穴在项后，入发际五分两筋陷中。直针入三分，莫深入，令人哑。禁灸。失音先补后泻，头倾注不语单泻。应穴：人中。

眉间痛目昏十三

眉间疼痛最难当，攒竹沿皮刺不妨，

若是目昏同一治，刺入头维目自康。

攒竹，穴在眉尖陷中。针入一分，沿皮透鱼腰，泻多补少。禁灸。两眉棱骨痛单泻，痰饮头风同。眼目昏花先泻后补，胬肉扳睛先补后泻。

头维，穴在额角尽处，入发陷中。针入一分，沿皮斜向下透悬颅穴。两额角疼泻，眩晕补，可灸二七壮。

眼睛红肿十四

眼睛红肿痛难熬，怕日羞明徒自焦，
只刺睛明鱼尾穴，太阳出血疾俱消。

睛明，穴在目内眦旁孔中。平针入一寸，单泻，略向鼻。禁灸。

鱼尾，穴在眉外，即瞳子髎尖是穴。针入一分，沿皮向内透鱼腰。羞明先补后泻，红肿单泻，冷泪常流单补。禁灸。

太阳，穴在眉后，即瞳子髎，两额紫脉上皆可出血，用三棱针。

【点评】"鱼尾"显然是相对于"鱼腰"而言，刺法也明言"沿皮向内透鱼腰"，该穴应同丝竹空，而不是瞳子髎。又说"太阳即瞳子髎"，如此则"鱼尾""太阳""瞳子髎"混同一穴，非是。"鱼尾"与《黄帝明堂经》"丝竹空"相当；"太阳"，《窦太师针经》曰"在额角际发下紫脉是穴。治目疼羞明，用三棱针出血"，吴崑于卷一《神照集》所录"太阳"定位即录自窦氏；"瞳子髎"，《黄帝明堂经》定位于"在目外去眦五分"，是三个不同的穴，不可混同。

血贯目睛十五

忽然眼痛血贯睛，隐涩羞明最可憎，

若向太阳除毒血，不用金针疾自平。

太阳穴出血法，治上症眼大效。用绢搭膊就胫一纽，方可下针。应穴：睛明、合谷。

两眼火赤十六

心火炎上两眼红，好将芦叶搐鼻中，

若还搐得毒血出，目内清明显妙功。

内迎香，穴在鼻孔内，用芦叶或箬叶，卷作筒，搐鼻中，出毒血，大治眼红。应穴：合谷。

脊膂强痛十七

脊膂强痛泻人中，挫闪腰疼亦可攻，

委中也是腰疼穴，任君取用要相逢。

人中，穴在鼻柱下三分。针入三分，略向上。治腰疼脊痛，单泻；肾虚痛，先泻后补。

委中，穴在两膝后腘中横纹内。针入一寸，单泻。禁灸。四畔紫脉上皆可用三棱针出血，绝妙。

肾虚腰痛十八

肾虚腰痛最难当，动止艰辛自失常，

肾俞二穴如寻得，多加艾火疾无妨。

肾俞，穴在背部十四椎下两旁各一寸半。有一取法，与脐相平，去中行各一寸五分是穴。针入一分，沿皮向外一寸五分，宜补勿泻，灸可二七壮。亦治遗精白浊，诸虚百损。应穴：人中、委中。

腿股风十九

环跳独治腿股风，居髎二穴不落空，
更向委中去毒血，登时移步显神功。

环跳：穴在髀枢中，侧卧伸下足屈上足取之。针入三寸半，补少泻多，灸可三七壮。

居髎，穴在章门下八寸三分，刺入八分，灸随症多寡。

委中，取法见前。禁灸，灸则筋缩。

腿膝无力难以移步二十

腿膝无力起身难，穴法由寻风市间，
更灸阴市奇妙穴，纵步能行任往还。

风市，穴在膝外廉上七寸，垂手点到处是穴。针入二寸半，先泻后补，多补少泻，灸三七壮。

阴市，穴在膝上三寸，伏兔穴下宛宛中。针入五分，灸三七壮。

偃①偻二十一

偃补曲池泻人中，偻补风池泻绝骨，
偻者立伸偃立起，补泻须明切勿忽。

曲池，二穴，在手曲肘横纹中，以手横胸取之。针直入一寸五分，灸三七壮。

人中，一穴，在鼻柱下三分，口含水凸珠上是穴。针入三分，略

---

① 偃：据《针灸玉龙经》，当作"伛"。下同。

向上些。

风池，二穴，在耳后大筋外廉，入发际五分。横一寸半，透风府，可灸七壮。

绝骨，二穴，在足外踝上三寸，绝骨之端，筋骨之间。横针二寸半，可灸二七壮。

腿疼膝头红肿_{二十二}

髋骨能治脚腿疼，膝头红肿痛难禁，

若针膝关并膝眼，妙哉奇效显神灵。

髋骨，二穴，在膝盖骨上一寸半，梁丘穴两旁各一寸。直针入五分，可灸二七壮，补泻随证。一云禁灸。

膝关，在盖骨下犊鼻穴内廉陷中。横针透膝眼。

寒湿脚气_{二十三}

寒湿脚气最难熬，先针三里及阴交，

更有一穴绝骨是，才下针时肿便消。

三里，穴在膝下三寸，大骨外，大筋内。平针入一寸五分，宜泻，灸可三十壮。治症看虚实补泻。

三阴交，穴在内踝上三寸，筋骨间。

绝骨，穴在外踝上三寸，筋骨之间。横针入二寸半，灸可二七壮，看病虚实补泻。

足跟红肿_{二十四}

足跟红肿草鞋风，昆仑二穴可加功，

再取太溪并申脉，三穴同针病没踪。

昆仑，穴在外踝后跟骨上陷中。横针透太溪穴，可灸二七壮，泻多补少。

太溪，穴在足内踝骨后陷中。针透昆仑，可灸二七壮，看证虚实补泻。

申脉，穴在外踝骨节下赤白肉际。横针入五分。禁灸。又名阳跷穴。

脚背疼二十五

丘墟能治脚背疼，行间一刺疾便轻，

再刺解溪商丘穴，中间补泻要分明。

丘墟，穴在外踝微前三分陷中，斜针入一寸，可灸二七壮。补泻看症虚实寒热。如脚背红肿，出血妙。

行间，穴在足虎口歧骨间。直刺入五分，可灸二七壮。宜泻不宜补，如麻木亦泻，又治浑身蛊胀，单泻。

解溪，穴在足腕上大筋外宛宛中，直针入五分，看虚实补泻，可灸二七壮。治头风宜先补后泻。

商丘，穴在足内踝微前三分。针入五分，可灸二七壮。详虚实补泻。

行步艰难二十六

行步艰难疾转加，太冲一穴实堪夸，

更取中封并三里，须臾疾去若飞花。

太冲，穴在足行间上二寸两筋间陷中。直针入五分，禁灸。脚背红肿宜出血，看虚实补泻。应穴：昆仑。

中封，穴在内踝前一寸，仰足取大筋内宛宛中。平刺入五分，可灸二七壮，定虚实补泻。又治脚腔红肿生疮，单泻。

三里，取法见前。

鹤膝风二十七

膝盖红肿鹤膝风，阳陵二穴便可攻，

阴陵亦是奇妙穴，可消红肿即成功。

阳陵泉，穴在膝外辅骨下一指陷中。横针透阴陵泉，泻多补少。禁灸，灸则膝挛不能开。

阴陵泉，穴在膝髌骨下赤白肉际陷中，与阳陵泉对，横针可相透。详证虚实补泻，可灸二七壮。

腕中无力二十八

腕中无力握物难，举止疼痛不能安，

若针腕骨真个妙，此穴须当仔细看。

腕骨，穴在手外侧腕前起骨下陷者中。针入三分，可灸二七壮，泻之。麻木无力宜补。又治发黄五疸。应穴：曲池。

两胛疼痛二十九

两胛疼痛气攻胸，肩井二穴极有功，

此穴元来真气聚，泻多补少应针中。

肩井，穴在肩上缺盆骨尽处，用手按肩柱骨，第三指到处是穴。直针入二寸半。此穴五脏真气所聚，不宜多补。应穴：支沟，在手外腕后起骨上三寸，直针透间使，宜泻，可灸七壮。

肩胛风气三十

肩肿风气连背疼，胛缝二穴用针明，

五枢本治腰疼痛，入穴分明疾顿轻。

胛缝，穴在两腋缝尖。针入二寸，可灸七壮。详症虚实补泻。又治腋下肿毒，单泻出血。

五枢，穴在环跳上五寸，带脉下三寸，直针入一寸半，可灸二七壮。详症虚实补泻。

两肘拘挛三十一

两肘拘挛筋骨疼，举动艰难实可憎，

若苦屈伸针泻动，曲池尺泽可兼行。

曲池，穴在手曲肘骨内横纹尖，以手横胸取之。针入一寸半，灸三七壮。两手拘挛，筋紧不开，先泻后补；筋脉拘挛，先补；手握不伸，单补。

尺泽，穴在手肘腕中，大筋外，小筋内陷中。手屈如弓，方可针。针入五分，先补后泻。禁灸。

肩端红肿三十二

肩端红肿痛难当，风湿相搏气血狂，

若是肩髃针中穴，教君顿瘥永无妨。

肩髃，穴在肩端两骨间举臂陷中。针入二寸半，灸二七壮。肩背红肿痛，单泻；手背疼痛，寒湿麻木，单补。应穴：腕骨。

腹中气块_{三十三}

腹中气块去应难，金针宜向内关看，

更向阴跷针照海，腹中疾病总皆安。

内关，穴在掌后横纹上二寸。直针透外关，先补后泻。禁灸。治腹中胁肋疼痛，先泻；胸中痞闷，先补。

照海，穴在内踝骨下赤白肉际。横针入寸半。小便不通，泻之立通。

腹中疼痛_{三十四}

腹中疼痛最难当，大陵外关仔细详，

若是腹疼并痞结，支沟奇妙穴非常。

大陵，穴在掌后横纹两筋间。直刺入三分，可灸二七壮。详虚实补泻。

外关，穴在手腕后二寸。直针透内关，先补后泻，可灸二七壮。

支沟，穴在腕后三寸两骨中，直针透间使。

脾寒_{三十五}

脾寒之症最可怜，有寒有热两熬煎，

间使二穴针泻动，热泻寒补病俱安。

间使，穴在掌后三寸两筋间。直针透支沟，灸三七壮。先寒后热，先补后泻；先热后寒，先泻后补。热多单泻，寒多单补。百劳、后溪，可灸二七壮。

九种心痛三十六

九种心痛及脾疼，上脘穴内可金针，

若还脾败中脘补，两针神效免灾侵。

上脘，穴在腹中行巨阙下寸半。直针入二寸半。

中脘，穴在脐上四寸。直针入二寸半。此穴多补，可灸五十壮。

痔漏三十七

痔漏之疾亦可憎，里急后重最难禁，

或疼或痒或下血，二白穴从掌后寻。

二白，穴在掌后横纹上四寸，两穴相对，内穴在两筋中间，外穴在大筋外。禁刺，可灸二七壮。应穴：承山。

三焦热壅三十八

三焦邪热壅三焦，舌干口苦不和调，

针刺关冲出毒血，口生津液气俱消。

关冲，穴在小指次指之端，去爪甲角如韭叶。针入一分，沿皮向后三分。禁灸。治三焦邪热，单泻；三焦受寒吐涎，单补；胸隔痞闷，先补后泻。应穴：支沟。

中风不省三十九

中风之症或不省，中冲一穴不须寻，

先补后泻如不应，再刺人中立便醒。

中冲，穴在中指端。针入一分，沿皮向后三分，灸三壮。治中风不省，先补后泻；暴哑，先泻后补；心痛不省，单泻。

人中，平针三分，可灸三壮。

手背红肿四十

手背红肿连腕疼，液门穴内用金针，
更有一穴名中渚，多泻不补疾还轻。

液门，穴在小指次指间陷者中。针入一分，沿皮向后透阳池穴，宜单泻及弹针出血为妙。手臂冷风痛，先补。

中渚，穴在小指次指本节后陷者中。刺入一分，沿皮透腕骨穴，宜泻。

心病四十一

少冲穴在手少阴，其穴功多必可针，
心虚胆寒还补泻，热壅上焦通里寻。

少冲，穴在手小指内廉之端。针入一分，沿皮向后三分。治心经一切病。惊怕，先泻后补；心虚，单补。禁灸。

通里，穴在腕后一寸。直针入一寸，宜泻。禁灸。

时疫疟疾四十二

时疫疟疾最难禁，穴法原来用得明，
后溪奇穴如寻得，百劳兼施疾无存。

后溪，穴在小指外侧本节后陷者中。针入一寸。治一切癫狂不识尊卑，五痫，疟疾。看虚实补泻。

百劳，穴在背第一椎骨尖。灸二七壮，针入三分，泻。

牙疼翻胃四十三

牙疼阵阵痛相煎，二间妙穴莫轻传，

若还翻胃并吐食，中魁奇穴亦相便。

二间，穴在手大指次指本节前内侧陷者中。针入一分，沿皮向后三分，可七壮。

中魁，穴在手中指第二节尖。灸七壮，治翻胃五噎，一切牙疼。禁灸①。

乳鹅四十四

乳鹅之症最难医，急用金针病可除，

若还迟滞人难疗，少商出血号明医。

少商：穴在手大指端内侧，去爪甲角如韭叶。出血，乳鹅立消。

瘾疹瘰疬四十五

瘾疹之疾有多般，此症从来治疗难，

天井二穴多着艾，更医瘰疬疾皆安。

天井，穴在肘尖大骨上陷中。取法：用手拄腰，方可下针。内少海，外小海，中天井。治手肘骨痛，并一切麻疹。瘰疬未破者，单泻；已破者，先泻后补。

---

① 禁灸：本书卷一《神照集》作"禁针"，与《针灸玉龙经》《窦太师针经》合。

咳嗽痰涎四十六

咳嗽风涎及寒痰，列缺穴内用针堪，

太渊亦治肺咳嗽，此穴尤宜灸大安。

列缺，穴在臂内上骨下廉，腕后一寸五分。治咳嗽寒痰，先补后泻；偏正头风，单泻；眼泪，先补后泻。

太渊，穴在掌后陷中。治偏正头风，牙疼，先补后泻；手腕冷风，先泻后补。

呆痴五痫四十七

呆痴一症难医治，不识尊卑最苦人，

神门独治痴呆症，转手骨开得穴真。

神门，穴在掌后兑骨端。治伤寒发狂，单泻；发寒睡不省，单补；及治五痫。

【点评】取神门穴无须"转手骨开"，"转手骨开得穴真"显然是将神门穴定位之"兑骨"与阳谷穴定位之"兑骨"相混同。而"转手骨开"取穴，位置偏于尺侧。

虚烦面赤心中惊惧怔忡四十八

连月虚烦面赤妆，心中惊惧亦难当，

通里奇穴如寻得，金针一试即安康。

通里，穴在腕后一寸。针入五分，泻，禁灸。应穴：心俞，治惊惧怔忡。

风沿烂眼四十九

风沿烂眼可人憎，泪出汪汪亦苦辛，

大小骨空皆妙处，艾火须当识得真。

大骨空，穴在手大指本节尖。灸七壮，禁针。治目痛，失明，怕日，风沿烂眼，迎风下泪。又同二间穴治病。

小骨空，穴在手小指第二节尖。灸七壮，禁针。治目羞明怕日，烂眼，迎风冷泪，吹之①。

妇人吹乳五十

妇人吹乳肿难熬，吐得风涎拥②便消，

少泽穴内明补泻，即时神效不须焦。

少泽，穴在手小指外侧端，去爪甲角如韭叶。刺入一分，沿皮向后三分。乳痈，单泻；无乳，单补；鼻衄，单补为效。

发热盗汗五十一

满身发热病为虚，盗汗淋淋渐弱躯，

百劳妙穴椎骨上，一下金针疾便除。

百劳：穴在背中行第一椎陷者中。针入三分，灸二七壮。发热单泻，盗汗单补。骨节疼及脾寒等症，看虚实补泻。应穴：肺俞。

---

① 吹之：为泻法。

② 拥：通"壅"。

咳嗽腰疼　黄疸_{五十二}

忽然咳嗽腰脊疼，身柱由来穴更真，

至阳亦医黄疸病，补先泻后妙如神。

身柱，穴在背中行第三椎骨尖。针入三分，可灸二七壮，泻之。
发黄，先补后泻。

至阳，穴在第七椎骨节尖。针入三分，可灸七壮。

老人小便多_{五十三}

老人肾虚小便多，夜间起动若如何，

命门若得金针助，肾俞加艾疾皆和。

命门，穴在背十四椎下，与脐平。可灸二七壮，禁针。治遗精白
浊，妇人经事不调，赤白带下。

肾俞，取法如前。

九般痔疾_{五十四}

九般痔疾最伤人，承山二穴妙如神，

更有一穴长强是，大补呻吟得穴真。

承山，穴在腨肠下分肉间陷者中。针入七分，可灸二七壮。治疼
痛便血脏毒，单泻；霍乱转筋，单补。

长强，穴在尾骶骨端。刺入三分，大痛无喜是穴。泻，可灸二七
壮。又治猘狑劳，并囊痒。

咳嗽痰多_{五十五}

伤风不解嗽频频，日久难医劳病成，

咳嗽须针肺俞穴，痰多必用丰隆轻。

肺俞，穴在背第三椎下两旁各一寸五分。针入一分，沿皮向外一寸半，看虚实补泻，可灸五十壮。治肺家嗽红痰，并久嗽，先补；寒痰，单补。

丰隆，穴在外踝上八寸，胻外廉陷者中。针入二寸半，看症虚实补泻，可灸二七壮。治一切痰饮。

虚损失精_{五十六}

膏肓一穴治虚损，取法从来难度量，

穴禁用针宜着艾，百壮尤加始得良。

膏肓，穴在四椎之下，五椎之上，各去中行三寸。积灸六百壮至千壮。应穴：三里。

腠理不密咳嗽常频_{五十七}

腠理不密咳嗽频，鼻流清涕气昏沉，

喷嚏须针风门穴，咳嗽还当灸太渊。

风门，穴在第二椎下两旁各一寸五分。针入一分，沿皮向外一寸半，灸百壮，腠理不密，可补；痰盛热咳气喘，可泻。应穴：列缺，可灸七壮，沿皮针透太渊，补泻如上。

胆寒心惊　遗精白浊　夜梦鬼交 五十八

胆寒犹是怕惊心，遗精白浊最难禁，

夜梦鬼交心俞穴，白环俞穴一般行。

心俞，穴在第五椎下两旁各一寸五分。针入一分，沿皮向外一寸半，灸七壮，不可多灸，先补后泻，不宜多补。

白环俞，穴在二十一椎下两旁各一寸五分。直针入一寸半，可灸五十壮。

肝虚目昏 五十九

肝家少血目昏花，能补肝俞力便加，

更宜三里频泻动，光还血益目无差。

肝俞，穴在第九椎下两旁各一寸五分。针入一分，沿皮向外一寸半，灸七壮，不可灸多，多灸则伤目光。此穴补多泻少，看证虚实补泻。

三里，取法如前。

翻胃吐食 六十

脾家之症有多般，翻胃吐食两证看，

黄疸亦须腕骨灸，针着中脘病自安。

腕骨，穴在手外侧，腕前起骨下陷者中。针入三分，可灸二七壮。

中脘，穴法同前。

伤寒无汗汗多_{六十一}

伤寒无汗泻复溜，汗多最用合谷收，

若还六脉俱微细，下针才补脉还浮。

复溜，穴在内踝上二寸筋骨陷中。针入三分，灸可二七壮。

合谷，取法如前。

大便不通_{六十二}

大便闭塞不能通，照海分明在足中，

更有支沟来泻动，始知妙穴有神功。

照海、支沟，取法并同前。应穴：昆仑。

小腹胀满　气上攻心　小便急痛　下身水肿_{六十三}

小腹胀满气攻心，内庭二穴刺须真，

两足有水临泣泻，无水之时不用针。

内庭，穴在足大趾次趾外间，歧骨后三分陷中。针入五分，灸二七壮，泻。治小腹胀，小便不通，先补后泻；小便急痛，单泻；腹中雷鸣，单补；膨胀，看虚实补泻。

临泣，穴在足小趾次趾本节后外侧筋骨缝陷者中。针入三分，可以出一身之水。用香油抹穴道则针穴不闭。亦治面目红肿疼痛。

七疝偏疼_{六十四}

七疝偏疼取大敦，穴法从来拇指间，

不问肾弦并水肾，金针泻动即时安。

大敦，穴在足大趾端直甲后，去爪甲如韭叶及三毛中。针入一分，沿皮向后三分，单泻无补。肾弦寒湿脚气大好。应穴：三阴交。

传尸痨病六十五

传尸痨病最难医，涌泉穴内疗虚危，

痰多须向丰隆泻，气喘丹田亦可施。

涌泉，穴在足心陷者中，屈足蜷趾宛宛内。针入三分，先补后泻。伤寒痨瘵，有血可疗，无血则危，欲出血须弹针。

丰隆，法取如前。

丹田，穴在脐下二寸。刺入五分，灸二七壮。

浑身疼痛六十六

浑身疼痛疾非常，不定穴中宜细详，

有筋有骨须浅刺，着艾临时要度量。

不定穴，但随痛处用针，即天应穴。要看筋骨，卧针泻之，止刺出血无妨，灸宜少。

满手生疮　心胸大闷　气攻心腹六十七

满手生疮不可禁，劳宫二穴掌中寻，

心胸大闷大陵泻，气功心腹一般针。

劳宫，穴在掌中央动脉中，屈无名指点到处是穴。针入三分，泻。可灸二七壮。

大陵，穴在掌后横纹两筋间陷中。兼治翻胃吐食心疼。

哮喘 六十八

哮喘一症大难当，夜间失睡气遑遑，
天突妙穴如寻得，膻中一灸便安康。

天突，穴在结喉下三寸中央宛宛中。斜针略向下五分，灸二七壮，泻。

膻中，穴在两乳之间。灸二七壮，禁针。治哮喘，胸满痞闷。

五痫 六十九

鸠尾独治五般痫，此穴还当仔细看，
若得老师真妙诀，金针一刺便平安。

鸠尾，穴在膻前蔽骨下五分。直针入三分，针头向下施二寸半，灸二七壮，不宜多灸，使人健忘。非老师高手不能针。应穴：神门。

气喘又方 七十

气喘绵绵睡不安，何当日夜苦相煎，
若得璇玑真个好，更针气海疾安然。

璇玑，穴在天突下一寸中央陷者中。直针入三分，可灸二七壮，泻。应穴：列缺。

疝气又方 七十一

肾弦疝气发得频，气上冲心苦死人，
法取气冲大敦穴，二穴须教认得真。

气冲，穴在脐下横骨两端，去中行各二寸，动脉应手。刺入三分，灸三壮。不宜多灸，不幸使人不得息。

大敦，取法如前。

水病腹膨七十二

水病之症最难熬，满腹膨煎不得消，

先灸水分通水道，复针三里及阴交。

水分，穴在脐上一寸。针入二寸半，可灸五十壮。单腹胀，宜泻；气满腹痛，先补后泻。

三里、阴交，取法同前。

肾气冲心七十三

肾气冲心最难为，须用金针疾自除，

若得关元并带脉，奇功成处显明医。

关元，穴在脐下三寸。针入二寸半，可灸随身①壮。

带脉，穴在季胁下一寸八分。针入一分，沿皮向外一寸半，可灸五十壮。看证虚实补泻。

妇人带下七十四

妇人带下疗应难，虚惫招游不自安，

中极补多宜泻少，灸功休作等闲看。

中极，穴在脐下四寸。直针入二寸半，可灸五十壮。赤泻白补；

---

① 身：当据《针灸玉龙经》作"年"。

血气攻心，先泻后补；妇人无子，针灸宜补。应穴：白环俞。

气喘风痰咳嗽 三出方 七十五

哮喘咳嗽痰饮多，才下金针疾便和，

俞府乳根一般刺，气喘风痰渐渐磨。

俞府，穴在璇玑旁各二寸，仰取之。针入一分，沿皮向外一寸半，灸二七壮。痰浓，泻；痰清，补。

乳根，穴在乳下一寸六分。针入二分，沿皮向外一寸半，灸二七壮。

伤寒过经未解 七十六

伤寒过经犹未轻，须取期门穴上针，

忽然气喘攻胸膈，三里泻多须用心。

期门，穴在乳下二寸第二肋端。针入一分，沿皮向外一寸半，先补后泻，可灸二七壮。

脾泄 七十七

脾泄之症最难差，天枢妙穴刺莫嗟，

此是人身脾胃疾，艾火攻多疾更佳。

天枢，穴在脐旁各二寸。针入二寸半，灸五十壮，宜补。应穴：脾俞，法如前。

口气七十八

口气之疾亦堪憎，因为劳神苦用心，

大陵穴并人中泻，口气潜消心自清。

大陵、人中，取法如前。

穴法浅深合穴中，补泻分明显妙功，刺家要治诸般疾，须向明师访《玉龙》。

玉龙赋七十九

夫参博以为要，揖简而舍烦，总玉龙以成赋，信金针以获安。

原夫卒暴中风，顶门、百会；脚气连延，里、绝、三交。

头风鼻渊，上星可用；耳聋腮肿，听会偏高。

攒竹、头维，治目疼头痛；乳根、俞府，疗嗽气痰哮。

风市、阴市，驱腿脚之乏力；阴陵、阳陵，除膝肿之难熬。

二白医痔漏，间使剿疟疾，大敦去疝气，膏肓补虚劳。

天井治瘰疬瘾疹，神门治呆痴笑咷。

咳嗽风痰，太渊、列缺宜刺；尫羸喘促，璇玑、气海当知。

期门、大敦，能治坚痃疝气；劳宫、大陵，可疗心闷疮痍。

心悸虚烦刺三里，时疫疟疾寻后溪。

绝骨、三里、阴交，脚气宜此；睛明、太阳、鱼尾，目症凭兹。

老者便多，命门兼肾俞而着艾；妇人乳肿，少泽与太阳之可推。

身柱蠲嗽，能除膂痛；至阳却疸，善治神疲。

长强、承山，灸痔最妙；丰隆、肺俞，痰嗽称奇。

风门主伤冒寒邪之嗽，天枢理感患脾泄之危。

风池、绝骨，能疗乎伛①偻；人中、曲池，可治其委伛。

期门刺伤寒未解，经不再传；鸠尾针痫癫已发，慎其妄施。

阴交、水分、三里，膨胀宜刺；商丘、解溪、丘墟，脚痛堪追。

尺泽理筋急之不幸，腕骨疗手腕之难移，

肩脊痛兮，五枢兼于背缝；肘挛疼兮，尺泽合于曲池。

风湿搏于两肩，肩髃可疗；壅热盛乎三焦，关冲最宜。

手臂红肿，中渚②、液门要辨；脾虚黄疸，腕骨、中脘何疑。

伤寒无汗，攻复溜宜泻；伤寒有汗，取合谷当随。

欲调饱满之气逆，三里可胜；要起六脉之沉匿，复溜称神。

照海、支沟，通大便之秘；内庭、临泣，理小腹之膨。

天突、膻中医喘嗽，地仓、颊车疗口㖞。

迎香攻鼻窒为最，肩井除臂痛如拿。

二间治牙疼，中魁理翻胃而即瘥；百劳止虚汗，通里疗心惊而立愈。

大小骨空，治眼烂能止冷泪；左右太阳，医目疼善除血翳。

心俞、肾俞，治腰肾虚乏之梦遗；人中、委中，除腰脊痛闪之难制。

太溪、昆仑、申脉，最疗足肿之迍；涌泉、关元、丰隆，为治尸劳之例。

印堂治其惊搐，神庭理乎头风。

大陵、人中频泻，口气全除；带脉、关元多灸，肾败堪扶。

腿脚重疼，针髋骨、膝眼、绝骨；行步艰楚，刺三里、中封、太冲。

取内关并照海，医腹疾之块；搐迎香于鼻内，消眼热之红。

---

① 伛：原作"偃"，据《针灸聚英》改，与《玉龙歌》合。

② 渚：原作"注"，《针灸聚英》同，据《玉龙歌》改。

肚痛秘结，大陵合外关于支沟；腿风湿痛，居髎兼环跳于委中。

上脘、中脘，治九种之心痛；赤带、白带，求中极之异同。

又若心虚热壅，少冲明于济夺；目昏血溢，肝俞辨其实虚。

当心传之玄要，究手法之疾徐。

或值挫①闪疼痛之不定②，此为难拟定穴之可袪。

辑管见以便蒙读，幸高明而无哂诸。

【点评】此赋辑自《针灸聚英》，高武于赋后记曰："俗以《玉龙歌》为扁鹊所撰，盖后人依托为之者，《玉龙赋》又总辑其要旨尔。"既知此赋据《玉龙歌》编撰，且早在高武之前已流行于世，其所据《玉龙歌》为早期版本，具有较高的文献价值，故应将此《玉龙赋》和《玉龙歌》对照阅读，不少疑难问题都可以通过对比而得到解决。例如《玉龙歌》第一首歌"中风不语最难医，顶门发际亦堪施，更向百会明补泻，即时苏醒免灾危"，其中"发际"有两种理解：一指部位，一指穴位(早在《太平圣惠方》就明确用于灸治中风七穴之一)。如果是指穴位，则原歌注文应有注解，既未注解则不应理解为穴位。再读《玉龙赋》第一首治中风方也只有"顶门""百会"二穴。由此可证《玉龙歌》第一歌中之"发际"非指穴位。又如《玉龙赋》有两首方出现了"迎香"穴，赋曰"迎香攻鼻窒为最，肩井除臂痛如拿""搐迎香于鼻内，消眼热之红"，对照《玉龙歌》可知，第一个"迎香"是经穴，第二个"迎香"是经外奇穴，规范穴名为"内迎香"，两个迎香定位和主治皆不同。

---

① 挫：原作"坐"，据《针灸聚英》改。
② 定：原作"足"，据《针灸聚英》改。

天元太乙歌 即席弘赋 八十

先师秘传《神应经》，太乙通玄法最灵。

句句言辞多奥妙，万两黄金学也轻。

熟记不忘多效验，治病如神了在心。

口内将针多温暖，便观患者审浮沉。

阴病用阳阳用阴，分明便取阴阳神。

虚则宜补实宜泻，气应真时病绝根。

气至如摆活龙尾，未至停针宜待气。

气刺两乳求太渊，未应之时针列缺。

列缺头疼及偏正，重泻太渊无不应。

耳聋气闭听会针，迎香穴泻功如神。

谁知天突治喉风，虚喘须寻三里中。

手挛肩脊痛难忍，合谷仍须泻太冲。

曲池主手不如意，合谷针时宜仔细。

心疼手颤少海间，若要除根针阴市。

但患伤寒两耳聋，耳门听会疾如风。

五般肘疼针尺泽，冷渊一刺有神功。

手三里兮足三里，食癖气块兼能治。

鸠尾独治五般痫，若刺涌泉人不死。

大凡疬痞最宜针，穴法从来着意寻。

以手按疬无转动，随深随浅向中心。

胃中有积刺璇玑，三里功多人不知。

阴陵泉治心胸满，针到承山饮食思。

大椎若连长强寻，小肠气痛即行针。

委中专治腰间痛，脚膝肿时寻至阴。

气滞腰疼不能立，横骨大都宜救急。

气海专能治五淋，更针三里随呼吸。

期门穴主伤寒患，六日过经犹未汗。

但向乳根二肋间，又治妇人生产难。

耳内蝉鸣腰欲折，膝下明存三里穴。

若能补泻五会间，且莫向人容易说。

睛明治眼未效时，合谷光明安可缺，

人中治癫功最高，十三鬼穴不须饶。

水肿水分兼气海，皮内随针气自消。

冷嗽先宜补合谷，却须针泻三阴交。

牙疼腰痛并咽痹，二间阳溪疾怎逃。

更有三间肾俞妙，善除肩背浮风劳。

若针肩井须三里，不刺之时气未调。

最是阳陵泉一穴，膝间疼痛用针烧。

委中腰痛脚挛急，取得其经血自调。

脚痛膝肿针三里，悬钟二陵三阴交。

更向太冲须引气，指头麻木自轻飘。

转筋目眩针鱼腹，承山昆仑立便消。

肚疼须是公孙妙，内关相应必然瘳。

冷风冷痹疾难愈，环跳腰间针与烧。

风府风池寻得到，伤寒百病一时消。

阳明二日寻风府，呕吐还须上脘疗。

妇人心痛心癃①穴，男子疝癖三里高。

---

① 心癃：《针灸聚英》卷四《席弘赋》作"心隆"。疑即"兴隆"穴（见许希《针经》），在脐两旁各开三寸，主治妇人难产，血块气疼等症。

小便不禁关元好，大便闭塞大敦烧。

髋骨腿疼三里泻，复溜气滞便离腰。

从来风府最难针，却用工夫度浅深。

倘若膀胱气未散，更宜三里穴中寻。

若是七疝小腹痛，照海阴交曲泉针。

又不应时求气海，关元同泻效如神。

小肠气撮痛连脐，速泻阴交莫在迟。

良久涌泉针取气，此中玄妙少人知。

小儿脱肛患多时，先灸百会次鸠尾。

久患伤寒肩背痛，但针中渚得其宜。

肩上痛连脐不休，手中三里便须求。

下针麻重即须泻，得气之时不用留。

腰连胯痛不大便，即于三里攻其隘。

气上攻噎不住时，气海针之立便瘥。

补自卯南转针高，泻从卯北莫辞劳。

逼针泻气令须吸，若补随呼气自调。

左右捻针寻子午，抽针行气自迢迢。

用针补泻分明说，更用搜穷本与标。

咽喉最急先百会，太冲照海及阴交。

学者潜心宜熟读，《席弘》治病最名高。

【点评】吴氏认为"天元太乙歌"与"席弘赋"系同一歌赋，故将此两篇加以合编而径称"天元太乙歌"。经笔者对照的结果提示，此二首歌赋虽然在内容上有许多类同之处，但不是同一人同一时所作的同一首歌。从文字上看，"席弘赋"较晚，似据"天元太乙歌"改编而成。今吴崑将这两首不同的歌赋合编为一首，而歌赋名仍作"天元太乙歌"，实际上与其他针灸古籍所载之"天元太乙歌"成了同名异歌，这种处理方法欠妥。

百订赋 八十一①

百订俞穴，再三用心。

囟会连于玉枕，头风疗以金针。

悬颅、颔厌之中，偏头痛止；强间、丰隆之际，头痛难禁。

原夫面肿虚浮，须仗水沟、前顶；耳聋气闭，全凭听会、翳风。

面上虫行，迎香可取；耳中蝉噪，听会堪愈。

目眩兮支正、飞扬；目黄兮阳纲、胆俞。

扳睛攻少泽、肝俞之所，泪出刺临泣、头维之处。

目中漠漠，即寻攒竹、三间；目觉睆睆，急取养老、天柱。

观其雀目汗气，睛明、行间而细推；审他项强伤寒，温溜、期门而可主。

廉泉、中冲，舌下肿疼堪追；天府、合谷，鼻中衄血宜取。

耳门、丝竹空，住牙疼于顷刻；颊车、地仓穴，正口㖞于片时。

喉痛兮液门、鱼际去疗，转筋兮金门、丘墟来医。

阳谷、侠溪，颔肿口噤并治；少商、曲泽，血虚口渴同施。

通天去鼻内无闻之苦，复溜祛舌干口噪之悲。

哑门、关冲，舌缓不语而要紧；天鼎、间使，失音嗫嚅而休迟。

太冲泻唇吻以速愈，承浆泻牙疼而即移。

项强多恶风，束骨相连于天柱；热病汗不出，大都更接于经渠。

且如两臂顽麻，少海就旁于三里；半身不遂，阳陵远达于曲池。

建里、内关，扫尽胸中之苦闷；劳宫、脾俞，祛残心下之悲凄。

---

① 八十一：原作"八十二"，据目录改。

久知胁肋疼痛，气户、华盖有灵；腹内肠鸣，下脘、陷谷能定。

胸胁支满何疗，章门不用细寻；膈疼饮蓄难禁，膻中、巨阙便审。

胸满更加噎塞，中府、意舍所行；

胸膈停留瘀血，胃俞、巨髎宜整①。

胸满项强，神藏、璇玑已试；背连腰痛，白环、委中曾经。

脊强兮，水道、筋束；目眩兮，颧髎、大迎。

痉病非颅囟而不愈，脐风须然谷而易醒。

委阳、天池，腋肿针而速散；后溪、环跳，腿疼刺而即轻。

梦魇不宁，厉兑相谐于隐白；发狂奔走，上脘同起于神门。

惊悸怔忡，取阳交、解溪勿误；反张悲哭，仗天冲、大横须精。

癫疾必身柱、本神之合；发热仗少冲、曲池之津。

岁热时行，陶道复求中膂②理；风痫常发，神道须还心俞宁。

湿寒湿热下髎定，厥寒厥热涌泉清。

寒栗恶寒，二间疏通阴郄暗；烦心呕吐，幽门闭彻玉堂明。

行间、涌泉，主消渴之肾竭；阴陵、水分，去水肿之脐盈。

痨瘵传尸，趋魄户、膏肓之路；中邪霍乱，寻阴谷、三里之程。

治疸消黄，谐后溪、劳宫而看；倦言嗜卧，往通里、大钟而明。

咳嗽连声，肺俞须迎天突穴；小便赤涩，兑端独泻太阳经。

刺长强于承山，善主肠风新下血；针三阴于气海，专司白浊久遗精。

且如肓俞、横骨，泻五淋之久积；阴郄、后溪，治盗汗之多出。

脾虚谷以不消，脾俞、膀胱俞觅；胃冷食而难化，魂门、胃俞堪责。

---

① 胃俞、巨髎宜整：《针灸聚英》卷四作"肾俞、巨髎宜征"。
② 中膂：《针灸聚英》卷四作"中俞"。

鼻痔必取龈交，瘿气须求浮白。

大敦、照海，患寒症而善蹑；五里、臂臑，生疬疮而能愈。

至阴、屋翳，除痒疾之疼多；肩髃、阳溪，消瘾风之热极。

抑又论妇人经事改常，自有地机、血海；女子少气漏血，不无交信、合阳。

带下产崩，冲门、气冲①宜审；月潮违限，天枢、水泉细详。

肩井乳痈而极效，商丘痔瘤而最良。

脱肛趋百会、尾翳之所，无子搜阴交、石关之乡。

中脘主乎积痢，外丘收乎大肠②。

寒疟兮，商阳、太溪验；疹癖兮，冲门、血海强。

夫医乃人之司命，非志士而莫为；针乃理之渊微，须至人之指教。

先究其病源，后攻其穴道，随手见功，应针取效。

方知玄里之玄，如达妙中之妙。

此篇不尽，略举其要。

【点评】"百订赋"，目录同，诸书均作"百证赋"。《针灸聚英》高武于此赋下记曰："上《肘后》《百证》二赋，不知谁氏所作，辞颇不及于《指微》《标幽》。曰百证者，宜其曲尽百般病证针刺也。而病名至多，亦有所遗焉。"

肘后歌 八十二

头面之疾针至阴，腿脚有疾风府寻。

---

① 气冲：原作"气门"，据《针灸聚英》卷四改。
② 大肠：《针灸聚英》作"大伤"，系"犬伤"之形误。

心胸有病少府泻，脐腹有病曲泉针。
肩背诸疾中渚下，腰膝强痛交信凭。
胁肋腿胯后溪妙，股膝肿起太冲灵。
阴核发来如升大，百会妙穴真可惊。
顶心头痛眼不开，涌泉下针足安泰。
鹤膝肿痛难移步，二陵犊鼻针殊巧。
尺泽能舒肋骨疼，更有一穴曲池妙，
根寻源流要安愈，加以风府功非小。
更有手臂拘挛急，尺泽刺深去不仁。
腰背若患挛急风，曲池一寸五分攻。
五痔原因热血作，承山须下病无踪。
哮喘发来寝不得，丰隆刺入三寸中。
狂言盗汗如见鬼，惺惺间使下针美。
骨寒髓冷火来治，灵道妙穴分明记。
疟疾寒热真可畏，须知虚实可用意，
间使宜透支沟中，大狂七壮合圣治。
连日频频发不休，金门刺深可无忧。
疟疾三日一发举，先寒后热无他语，
寒多热少取复溜，热多寒少用间使。
或患伤寒热未休，牙关风壅药难投，
项强反张目直视，金针用意列缺求。
伤寒四肢厥逆冷，脉气无时仔细审，
神奇妙穴真有一，复溜踝上二寸省。
四肢阳厥脉气浮，须晓阴阳倒换求，
寒则须补绝骨是，热则绝骨泻无忧；
脉若浮洪当泻解，沉细之时补便瘳。
百合伤寒最难医，妙法神针用意推，

口噤眼合药不一，合谷一针效甚奇。

狐惑伤寒满口疮，须下黄连犀角汤。

虫在脏腑食肌肉，须要神针刺地仓。

伤寒腹痛虫寻食，吐蛔乌梅宜早尝，

十日九日必定死，中脘回还胃气强。

伤寒痞气结胸中，两目昏黄汗不通，

涌泉妙穴三分许，速使周身汗自通。

伤寒痞结胁积痛，期门刺后见深功。

当汗不汗合谷泻，自汗发黄复溜凭。

飞虎一穴通痞气，祛风引气使安宁。

刚柔二痉最乖张，口噤眼合面红妆，

热入血室心肺胀，须刺期门及少商。

中满如何去得根，阴包如刺效如神，

不论老幼依法用，须教患者便抬身。

打扑伤损破伤风，先于痛处下针攻，

后向承山立作效，甄权留下意无穷。

腰腿疼痛十来春，应针不了便惺惺，

大都引气探根本，服药寻方枉费金。

脚膝经年痛不休，内外踝边用意求，

穴号昆仑并吕细，应能消散即时瘳。

风痹痿厥如何治，大杼曲泉真二美。

两足两胁痛难伸，飞虎针之效甚灵。

腰软如何去得根，委中立见效如神。

通玄指要赋_{八十三}

必欲治病，莫如用针。巧运神机之妙，工开圣理之深。外取砭针，能蠲邪而辅正；中含水火，善回阳而倒阴。

原夫络别支殊，经交错综，或沟渠溪谷以歧异，或山海丘陵而隙共，斯流派以难睽，在条纲而有统。理繁而昧，纵补泻以何功，法捷而明，自迎随而得用。

且如行步难移，太冲最奇。人中除脊膂之强痛，神门去心性之呆痴。风伤项急，始求于风府；头晕目眩，要觅于风池。耳闭须听会而治也，眼痛则合谷以推之。胸结身黄，取涌泉而即可，脑昏目赤，泻攒竹以便宜。若两肘之拘挛，仗曲池而平扫。牙齿痛吕细堪治，颈项强承浆可保。太白宣道于气冲，阴陵开通于水道。腹膨而胀，夺内庭以休迟；筋转而疼，泻承山之在早。

大抵脚腕痛，昆仑可解；胕膝痛，阴市能医。痫发癫狂，凭后溪而料理；疟生寒热，仗间使以扶持。期门罢胸满血膨而可已，劳宫退翻胃心痛以何疑！

稽夫大敦去七疝之偏疼，王公谓此；三里却五劳之羸瘦，华佗言斯。固知腕骨祛黄，然谷泻肾，行间治膝肿腰疼，尺泽去肘疼筋紧。目昏不见，二间宜取；鼻窒无闻，迎香可引。肩井除两胛风难任，竹空疗偏头疼不忍。咳嗽寒痰，列缺堪凭；眵䁆冷泪，临泣尤准。髋骨将腿痛以祛残，肾俞把腰疼而泻尽。越人治尸厥于维会，随手而苏；文伯泻死胎于三阴，应针而陨。

所谓诸痛为实，但麻曰虚。实则自外而入也，虚则自内而出欤！是故济母而稗其不足，夺子而平其有余。观二十七之经络，一一明辨；据四百四之疾症，件件皆除。故得夭柱都无，跻斯民于寿域；几微以判，彰往古之玄书。

　　抑又闻心胸病，求掌后之大陵；肩背疼，责肘前之三里。冷痹肾俞①，取足阳明之土；连腹痛，泻足少阴之水。脊间心后者，针中渚而瘥；胁下肋边者，刺阳陵而即止。头项痛，拟后溪以安然；腰脚疼，在委中而已矣。夫用针之士，于此理苟能明焉，收祛邪之功，尤在乎捻指。

灵光赋 八十四

　　黄帝歧伯针灸诀，依他经里分明说。

　　三阴三阳十二经，更有奇经分八脉。

　　灵光典注极幽深，偏正头疼泻列缺。

　　睛明治眼肉睛攀，耳聋气痞听会间。

　　两鼻齆衄针禾髎，鼻窒不闻迎香间。

　　治气上壅足三里，天突宛中治喘痰。

　　心疼手颤针少海，少泽应除心下寒。

　　两足拘挛觅阴市，五般腰痛委中安。

　　脾俞不动泻丘墟，复溜治瘴②如神医。

　　犊鼻治疗风邪疾，住喘脚痛昆仑愈。

　　后跟痛在仆参求，承山筋转并灸痔③。

　　足掌下去寻涌泉，此法千金莫妄传，

　　此穴多治妇人疾，男蛊女孕两病瘥。

---

①　肾俞：《针灸聚英》卷四作"肾余"。

②　瘴：古同"尰"，指"足肿"。

③　灸痔：《针灸聚英》卷四作"久痔"。

百会鸠尾治痢疾，大小肠俞大小便。

气海血海疗五淋，中脘下脘治腹坚。

伤寒过经期门愈，气刺两乳求太渊。

大敦二穴主偏坠，水沟间使治邪癫。

吐血定喘补尺泽，地仓能止口流涎。

劳宫医得身劳倦，水肿水分灸即安。

五指不伸中渚取，颊车可针患齿愈。

阴跷阳跷两踝边，脚气四穴先寻取。

阴阳陵泉亦主之，阴跷阳跷与三里，

诸穴一般治脚气，在腰玄枢宜正取。

膏肓旧传治百病，灸得真切病须愈，

针灸一穴数病除，学者尤宜仔细取。

悟得明师流注法，头目有病针四肢。

针有补泻明呼吸，穴应五行顺四时。

悟得人身中造化，此歌依旧是筌蹄。

【点评】高武于《针灸聚英》此赋下记曰："上《灵光赋》，总《灵光典注》而成，不知谁氏所作，今自《针灸大全》表录于此。"

流注指微赋 八十五

疾居荣卫，扶救者针。观虚实与肥瘦，辨四时之浅深。取穴之法，但分阴阳与溪谷；迎随逆顺，须晓血气与升沉。

原夫指微论中，积义成赋，知本时之气开，说经络之流注。每披文而参其法，篇篇之誓审；寻复经以察其言，字字之明论。疑隐皆知，实虚总附。移疼住痛之有神，针下获安；暴疾沉疴至危笃，刺之勿误。

　　详夫阴日血引，值阳气流，口温针暖，牢濡深求。诸经十二作数，络脉十五为周；阴俞六十脏主，阳穴七二腑收。刺阳经①者，可卧针而取；夺血络者，先俾指而柔。呼为迎而吸作补，逆为夺而从何忧。淹疾延患，着灸之由。躁烦药饵而难拯，必取八会；痛肿奇经而蓄邪，须用砭瘰。

　　况乎甲胆乙肝，丁心壬水。生我者号母，我生者名子。春井夏荥乃邪在，秋经冬合乃刺矣。犯禁忌而病复，用日衰而难已。孙络在于肉分，血行出于支里。闷昏针运，经虚补络必然；疼实痒虚，泻子随母要指。

　　想夫先贤迅效，无出于针；今人愈疾，岂难于医。徐文伯泻孕于苑内，斯由甚速；范九思疗咽于江夏，闻见言希。

　　大抵古今遗迹，后世皆师。王纂针魅而立康，獭从被出；秋夫疗鬼而获效，魂免伤悲。既而秘旨幽微，用针②直诀。窍齐于筋骨皮肉，要察于强弱久新，腑脏寒热。接气通经③里外之④绝，赢盈必别。勿刺大劳，使人气乱而神随；慎妄呼吸，防他针昏而闭血。又以常寻古义，由有藏机。遇高贤真趣，则超然得悟；逢达人示教，则表我扶危。男女气脉，分时合度；养子⑤时克，注穴须依。

　　今详定疗病之宜，神针法式；广搜《难》《素》之秘，文密辞深。考诸家之肘函，契先贤之妙臆，称沪江流注之指微，为后世学者之规准。

---

① 阳经：原倒，据《针灸聚英》卷四乙正。
② 用针：原作"用难"，据《针灸聚英》卷四改。
③ 接气通经：此下当据《针灸聚英》补"短长依法"四字。
④ 之：原作"乏"，据《针灸聚英》卷四改。
⑤ 养子：原作"母子"，据《针灸聚英》卷四改。

拦江赋 八十六

担截之中法数何？有担有截起沉疴。

我今作此拦江赋，何用三车五辐歌。

先将八法为定例，流注之中分次第。

心胸之病内关担，脐下公孙用法拦。

头部须还寻列缺，痰涎壅塞及咽干。

噤口喉风针照海，二陵①出血刻时安。

眼目之中诸疾苦，更用临泣使针担。

后溪专治督脉病，癫狂此法治还轻。

申脉能除寒与热，头风偏正及心惊。

耳鸣鼻衄胸中满，好用金针此穴寻。

但遇痒麻虚即补，如逢疼痛泻而迎。

更有伤寒真妙诀，头疼身热取阳经。

无汗更将合谷补，复溜穴泻好用针。

倘若汗多流不绝，合谷补之效如神。

四日太阴宜细辨，公孙照海一般行。

再用内关施截法，七日期门可用针。

但治伤寒皆用泻，若知《素问》坦然明。

流注之中分造化，常将水火土金平。

春夏井荥宜刺浅，秋冬经合更宜深。

天地四时同此数，三才常用记心胸。

天地人部次第入，仍调各部一般匀。

---

① 二陵：应据《针灸聚英》作"三棱"。

夫弱妇强亦有克，妇弱夫强亦有刑。

皆在本经担与截，泻南补北亦须明。

经络明时知造化，不得师传枉用心。

不遇至人应不授，天宝岂可付非人。

按定气血病人呼，重搓数十把针扶。

战提摇起向上使，气自流行病自无。

【点评】此赋录自《针灸聚英》，系高武辑自凌云写本针书。又李梴《医学入门》亦有"拦江赋"一篇，抄自别本，故文字与高武所集不尽同。

马丹阳天星十二穴歌 八十七

三里内庭穴，曲池合谷接，委中配承山，太冲昆仑穴，环跳及阳陵，通里并列缺。合担用法担，合截用法截，担截常记取，非人莫浪说。三百六十穴，不出十二诀。此法少人知，金锁都开彻，治病显奇功，有如汤泼雪，学者细推寻，神功无尽竭。

三里在膝下，三寸两筋间，能通心腹胀，善治胃中寒，肠鸣并泄泻，腿胫膝肿酸，伤寒赢瘦损，气膨及诸般，年过三旬后，针灸眼光明。

内庭次指外，本属足阳明，能治四肢厥，喜静恶闻声，瘾瘾咽喉痛，数欠及牙疼，气虚不能食，针着便惺惺。

曲池拱手取，屈肘骨边求，善治肘中痛，偏风手不收，挽弓开不得，筋缓莫梳头，喉痹从欲死，发热更无休，遍身风癣癞，针着即时瘳。

合谷在虎口，两指歧骨间，肩痛并面肿，疟病热还寒，
齿龋鼻衄血，口噤不开言，针入五分后，令人即便安。
委中曲䐐里，横纹脉中央，腰痛不能举，沉沉引脊梁，
酸疼筋莫展，风痹发无常，膝头难伸屈，针入即安康。
承山名鱼腹，腨陷分肉间，善治腰疼痛，痔疾大便难，
脚气并膝肿，辗转战疼酸，霍乱转筋急，穴中刺便安。
太冲足大趾，节后二寸中，动脉知生死，能医惊痫风，
咽喉腹心胀，两足不能动，七疝偏坠肿，眼目似云蒙，
亦能疗腰痛，针下有神功。
昆仑足外踝，跟骨上边寻，转筋腰尻痛，暴喘满冲心，
举步行不得，一动即呻吟，若欲求安稳，须于此穴针。
环跳在髀枢，侧卧屈足取，腰折莫能伸，冷风并湿痹，
腿胯痛连腨，转侧重嗟吁，若人针灸后，顷刻痛消除。
阳陵泉膝下，外廉一寸中，膝重并麻木，冷痹及偏风，
举足不能起，坐卧似衰翁，针入六分止，医功妙不穷。
通里腕骨后，一寸五分中，欲言声不出，懊憹及怔忡，
实则四肢重，头腮面颊红，虚则不能食，暴喑面无容。
毫针微微刺，方信有神功。
列缺腕侧上，次指手交叉，专疗偏头患，偏风肘木麻，
痰涎频壅上，口噤不开牙，若能明补泻，应手疾如拿。

【点评】"马丹阳天星十二穴歌"明中期以前针灸古籍多作"天星十一穴歌"，例如《琼瑶神书》续增部分及《乾坤生意》均作"天星十一穴"，《针灸集书》作"马丹阳天星十一穴并治杂病穴歌"，《针灸聚英》作"薛真人天星十一穴歌三，马丹阳歌"，均较徐氏书少"太冲"一穴。高武于此歌下记曰："上十一穴，薛氏以为扁鹊所传。按：司马子长为扁鹊作传，不言其有针书传世，盖薛氏之依

托也。十一穴取以治病捷要是矣，必曰上应天十一列宿则凿矣，天有二十八宿，而曰十一宿，则谬矣。"明嘉靖九年，汪机作《针灸问对》，于卷下"天心十一穴歌"下按曰"他家又添太冲，作十二穴"，说明最晚在明嘉靖时期记有十二穴的"天星十二穴"歌已经流行。

四总穴歌 八十八

肚腹三里留，腰背委中求，头项寻列缺，面口合谷收。

《千金翼》十三鬼穴歌 八十九

百邪癫狂所为病，针有十三穴须认①。
一一从头次第针，男从左起女从右。
一针人中为鬼宫，左转下针右转出。
第二手大指甲下，名曰鬼信刺三分。
第三足大趾甲下，名曰鬼垒入二分。
第四掌后大陵穴，刺可五分为鬼心。
第五申脉为鬼路，火针三下刺锃锃。
第六却寻风府上，入发一寸名鬼枕。
七取耳垂下五分，名曰鬼床针要温。
八取承浆名鬼市，从左出右君须记。

---

①　针有十三穴须认：此句下《针灸大全》《针灸聚英》均有"凡针之体先鬼宫，次针鬼信无不应"句。

九针间使鬼道上，十针上星名鬼堂。

十一刺及阴下缝，会阴之穴为鬼藏。

十二曲池名鬼臣，火针仍要刺锃锃。

十三舌头当舌中，此穴须名是鬼封。

手足两边当对刺，中行一穴只单通。

此是先师真口诀，狂猖恶鬼走无踪。

杂病十一条歌九十

攒竹丝空主头疼，偏正皆宜向此针，更去大都徐泻动，风池针刺三分深。曲池合谷先针泻，永与除疴病不侵。依此下针无不应，管教随手便安宁。

头风头痛与牙疼，合谷三间两穴寻，更向大都针眼痛，太渊穴内用针行。牙疼三分针吕细，齿疼依前指上明，更推大都左之右，交互相迎仔细寻。

听会兼之与听宫，七分针泻耳中聋，耳门又泻三分许，更加七壮灸听宫。大肠经内将针泻，曲池合谷七分中，医者若能明此理，针下之时便见功。

肩背并和肩膊疼，曲池合谷七分深，未愈尺泽加一寸，更于三间次第行。各入七分于穴内，少风二府刺心经，穴内浅深依法用，当时蠲疾两之经。

咽喉以下至于脐，胃脘之中百病危，心气痛时胸结硬，伤寒呕哕闷涎随。列缺下针三分许，三分针泻到风池。二足三间并三里，中冲还刺五分依。

汗出难来刺腕骨，五分针泻要君知。鱼际经渠并通里，一分针泻汗淋漓。足趾三间及三里，大指各刺五分宜。汗至如淋通遍体，有人明此是良医。

四肢无力中邪风，眼涩难开百病攻，精神昏倦多不语，风池合谷用针通。两手三间随后泻，三里兼之与太冲。各入五分于穴内，迎随得法有神功。

风池手足指诸间，右瘫偏风左曰痪，各刺五分随后泻，更灸七壮便身安。三里阴交行气泻，一寸三分量病看，每穴又加三七壮，自然瘫痪即时安。

肘痛将针刺曲池，经渠合谷亦相宜，五分针刺于二穴，疟病缠身便得离。未愈更加三间刺，五分深刺莫忧疑，又兼气痛增寒热，间使行针莫用迟。

腿胯腰疼痞气攻，髋骨穴内七分穷，更针风市兼三里，一寸三分补泻同。又去阴交泻一寸，行间仍刺五分中，刚柔进退随呼吸，去疾除疴捻指工。

肘膝疼时刺曲池，进针一寸是相宜，左病针右右针左，依此三分泻气奇。膝痛三寸针犊鼻，三里阴交要七吹，但能仔细寻其理，劫病之功在片时。

【点评】此歌名，《针灸大全》作"杂治病十一证歌"，《针灸聚英》作"杂病十一穴歌"。

崔氏灸骨蒸劳热定取患门四花六穴法_{九十一}

先用细绳数条，约三四尺，以蜡油之，勿令展缩。以病人脚底贴肉量_{男取左足，女取右足}，从足大拇趾头齐起，从脚板中当脚跟向后引绳，循脚肚贴肉直上，至膝腕曲腘中，大横纹截断。次令病人解发分开两边，令见头缝，自囟门平分至脑后。乃平身正坐，取煎所截绳子，一头从鼻端齐，引绳向上，正循头缝至脑后，贴肉垂下，循脊骨引绳向下，至绳尽处，当脊骨以墨点记此墨不是穴。别以稻秆心令病人合口，将秆心按于口上，两头至吻，却勾起秆心中心至鼻端根下，如此"∧"样，齐两吻截断。将秆展直，于先在脊中墨记处，取中横量，勿令高下，于秆心两头以墨点之，此是灸穴，名曰患门。二穴初灸七壮，累灸至一百壮妙。初只灸此二穴。次令病人平身正坐，稍缩臂膊，取一绳绕项向前平结喉骨，后平大杼骨，俱以点记。向前双垂，与鸠尾齐即截断，却翻绳向后，以绳原点结喉墨放大杼上，大杼墨放结喉上，垂脊中，双绳头齐会处以墨点记此亦不是灸穴。别取秆心令病人合口，无得动笑，横量齐两吻截断。还于背上墨记处，折中横量，两头点之，此是灸穴。又将循脊直量上下点之，此是灸穴，名曰四花穴。初灸七壮，累灸至百壮。追疮愈，疾未愈，依前法复灸，故云累灸至百壮。但当脊骨上两穴，切宜少灸，凡一次只可灸三五壮，多灸恐人局脊。凡灸此六穴，亦要灸足三里，以泻火气为妙。若妇人缠帛裹足，以至短小，所取第一次患门穴，难以准取，但取右手肩髃穴，贴肉量至中指为尽亦可，不若只取膏肓穴灸之，其穴备载于后。

《千金方》论取膏肓腧穴法九十二

膏肓腧穴，无所不治。主羸瘦虚损，梦中失精，上气咳逆，狂惑失志。取穴之法：令人正坐屈脊，伸两手，以臂著膝前。令正直，手大指与膝头齐，以物支肘，勿令臂得摇动，从胛骨上角摸索至胛骨下头，其间当在四肋五肋之间，去中行各开三寸，依胛骨之里肋间深处是穴。去胛骨容侧指许，摩膂肉之表，筋骨空处按之，但觉牵引胸部。灸两胛中各一穴，至六百壮，多至千壮，当觉气下砉砉然如流水状，亦当齐所下出。若无停痰宿疾，则无所下也。若病人已困不能正

坐，当令侧卧，挽一臂令前，求穴灸之也。求穴大较以右手从左肩上
拄，指头表所不及者是也；左手亦然，乃以前法灸之。若不能，但正
坐常伸两臂，亦可伏衣袱上伸两臂，令人挽两胛骨使相离，不尔，胛
骨遮穴，不可得也。所伏衣袱当令大小常定，不然则失其穴。此灸讫
后，令人阳气康盛，当消息以自补养，使身体平复。论言：昔秦缓不
救晋侯之疾，以在膏之下、肓之上，针药所不及，即此穴也。孙真人
笑其拙不能求得此穴，所以宿①疴难遣，若能用心，何惮不得，灸之
无疾不愈矣。今明白备载于此，学者仔细详审，依法取之。

隔蒜灸痈毒法 九十三

法用大头独蒜 本草名蒜，薄切如小钱大，亦如钱厚。以蒜钱贴于疽
顶尖上，以熟艾炷安于蒜钱上，灸之三壮，一易蒜钱。若灸时疼痛，
要灸至不痛；初灸时不痛，要灸至痛，然后止，大概以百壮为准。用
大蒜，取其毒有力；多用艾炷，取其火力通透。如法灸之，疮一发脓
溃，继以神异膏贴之，即日而安。一能使疮不开大；二内肉不坏；三
疮口易合，一举而三得之。然人未知之而多迟疑不决，至二日之后疽
大如指，毒气开散，病者不能堪火，不可着艾矣！可不预知之乎？但
头上见疽或项以上见疽，则不可用此法，灸反增其疾。《兵部手
集》同。

---

① 所以宿：自此至篇末一版文字与原版不同，系后补刻。